Knaur

D1849666

Dr. med. Ulrich Graf

Leichter leben mit Typ-2-Diabetes

- Optimale Blutzuckereinstellung mit der neuen Vitalkost
- Ernährungstipps für dauerhaftes Abnehmen

www.knaur-ratgeber.de

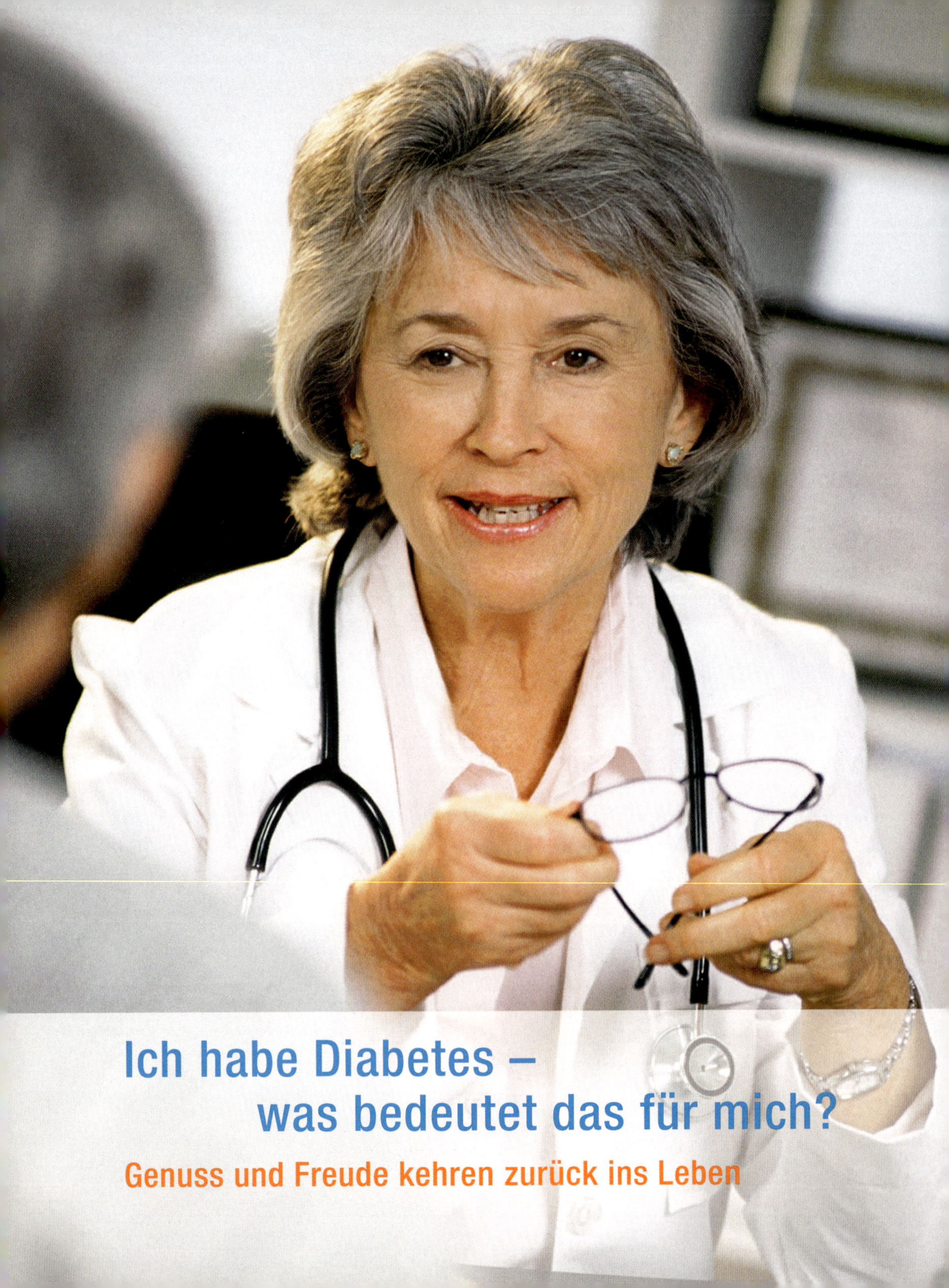

Ich habe Diabetes – was bedeutet das für mich?

Genuss und Freude kehren zurück ins Leben

S

»Sie haben Alterszucker!«, so lautet immer öfter das Urteil des Arztes. Viele Patienten glauben, das hänge mit dem Alter zusammen und sei unvermeidlich – aber auch nicht gefährlich. Andere versetzt es in große Besorgnis.
Mit diesem Ratgeber möchten wir Ihnen einfache Wege zu mehr Wohlbefinden zeigen. Wir erklären Ihnen, was Diabetes ist, welche Behandlungsmöglichkeiten es gibt und wie Sie mit der richtigen Pflege und »Wartung« Ihr Leben eher noch mehr genießen können als vor der Diagnose. Für viele Patienten kommen gerade mit dem Diabetes Genuss und Freude zurück ins Leben, auch wenn das zunächst widersinnig klingt. Das liegt daran, dass sie sich nun um ihr Wohlbefinden kümmern. Diabetes ist die Sehnsucht Ihres Körpers nach einem gesünderen Lebensstil!

INFO

Der Name »Alterszucker« oder »Altersdiabetes« ist übrigens längst falsch. Während früher Menschen über 40 daran erkrankten, gibt es heute schon Kinder mit »Altersdiabetes«. Eine Folge von wenig Bewegung und viel Zucker in Lebensmitteln.

Jeder hat Zucker im Blut

Jeden Tag nehmen wir mehr oder weniger reichlich Zucker zu uns, und zwar nicht nur aus der Zuckerdose, sondern auch in Form von Marmelade, Honig, Schokolade und Limonadengetränken. Brot, Kartoffeln, Reis, Nudeln, Mehlspeisen und Kuchen sind ebenfalls Zuckerlieferanten. In diesen Lebensmitteln ist der Zucker als Vorstufe Stärke enthalten. Stärke besteht aus einer Kette von Zuckerbausteinen, die in unserem Darm von den Verdauungssäften in kleinere Einheiten gespalten werden. Nur einzelne Zuckermoleküle oder »Einfachzucker« können in die Blutbahn aufgenommen werden. Mit dem Blutkreislauf werden diese Bausteine zu den »Baustellen«, den Körperzellen, transportiert. Darum steigt unser Blutzuckerspiegel nach jeder zucker- oder stärkehaltigen Mahlzeit zunächst an.
Für die Zuckeraufnahme brauchen die Zellen Hilfe: Sie benötigen Insulin. Insulin ist ein Hormon. Sobald Zucker im Blut ist, wird dieses Hormon freigesetzt. Mit dem Blut lässt es sich von der Bauchspeicheldrüse zu den Zellen bringen und gibt ihnen das Signal, ihre Pforten zu öffnen, damit der Zucker eintreten kann. Die Folge: Unser Blutzuckerspiegel sinkt wieder.

Was den Blutzucker ansteigen lässt

Lebensmittel, die Zucker oder die Vorstufe Stärke enthalten, lassen den Zuckergehalt im Blut ansteigen:

Zucker	Cornflakes
Likör	Brot
Marmelade	Kartoffeln
Süßigkeiten	Reis
Kuchen	Nudeln
Limonadengetränke	Mehlspeisen

Was läuft schief in meinem Körper?

Bei gesunden Menschen klappt das Zusammenspiel zwischen Blutzucker und Insulin reibungslos. Wenn wir viel Zucker oder Stärke essen (Pommes frites mit Ketchup, Kartoffeln, Brot, Süßigkeiten etc.), produziert die Bauchspeicheldrüse viel Insulin; nehmen wir weniger Zucker zu uns, wird wenig Insulin ausgeschüttet. Das ist natürlich viel schonender für Ihren Körper. Zu einer Störung kommt es dann, wenn stetig zu viel Zucker oder dessen Vorstufe Stärke gegessen wird. Ist mehr Zucker im Blut, als die Körperzellen aufnehmen können, schützen sich die Zellen vor einer »Überzuckerung«, indem sie ihre »Zuckerpforten« verschließen. Der Zucker gelangt nicht in die Zellen und muss im Blut verbleiben. Auch das Insulin kann nichts mehr ausrichten. Die Zellen bleiben geschlossen, die Zuckermoleküle stehen gewissermaßen draußen vor der Tür.

Erste Symptome

Im Blut richtet zu viel Zucker aber Schaden an, ähnlich wie Rost an einem Auto. Der Körper versucht, diesen Zuckerstau im Blut zu beheben, indem er die Bauchspeicheldrüse zu mehr Leistung anspornt. Sie muss doppelt so viel, drei- oder viermal mehr Insulin ausschütten als normalerweise. Endlich öffnen sich die Türen der Zellen wieder, der Zucker strömt hinein, der Blutzucker sinkt wieder ab. Obwohl dies schon die Vorstufe der Zuckerkrankheit ist, fühlen Sie sich in dieser Phase vielleicht noch gesund. Einige Anzeichen sind z.B.:

- Müdigkeit, häufiges Gähnen und Konzentrationsschwäche
- Leistungseinbrüche
- Reizbarkeit
- Nervosität
- Aggressivität
- Ungeduld
- Angst
- Kopfschmerzen
- übermäßiges Schwitzen
- feuchte Hände
- Verdauungsbeschwerden

Vielleicht haben Sie das eine oder andere Symptom auch an sich beobachtet, bevor die Diagnose Diabetes ausgesprochen war. Dieser Selbsthilfemechanismus des Körpers funktioniert über viele Jahre. Ihre Blutzuckerwerte sind vollkommen normal, weil Ihre Bauchspeicheldrüse sich besonders anstrengt.

INFO

Bei gesunden Menschen bewegt sich der Blutzucker nur innerhalb bestimmter Grenzen. Er sinkt nicht unter 60 Milligramm pro Deziliter (mg/dl) nüchtern und steigt nach dem Essen in der Regel nicht über 140 Milligramm pro Deziliter (mg/dl).

Die Bauchspeicheldrüse wird überfordert

Allerdings ist viel zu viel Insulin im Umlauf, und das führt zu einem Teufelskreislauf! Insulin steigert als Nebenwirkung den Appetit und macht müde und erschöpft (s.o.). Ergebnis: Sie haben ständig Hunger ohne jedes Sättigungsgefühl, die Fettverbrennung ist blockiert, und Fette aus der Nahrung werden besonders gut aufgenommen. Genau das berichten auch immer wieder die Patienten: »Ich schaue den Kuchen nur an, und schon ...« Das Gewicht steigt unaufhaltsam, die Fettdepots füllen sich. Wenn Zucker im Überfluss im Blut ist, sorgt Insulin dafür, dass er in Fett verwandelt und in die Fettzellen geschoben wird. Je mehr Übergewicht Sie haben, desto unempfindlicher werden die Zellen gegen das Insulin, desto härter muss die Bauchspeicheldrüse arbeiten und desto mehr Insu-

INFO

Viel Stärke und Zucker benötigen viel Insulin. Insulin steigert das Gewicht, macht hungrig und müde. Ein hohes Gewicht wiederum verschlechtert die Zuckerkrankheit.

lin haben Sie im Blut. So wie der Motor Ihres Autos irgendwann aufgibt, wenn Sie ihn ständig auf Hochtouren fahren, so macht auch die Bauchspeicheldrüse schlapp, wenn sie überfordert wird. Nach einigen Jahren schafft sie es nicht mehr, die großen Insulinmengen herzustellen. Die Blutbahnen werden mit Zucker überschwemmt, der Blutzuckerwert steigt an, die Zuckerkrankheit tritt offen zutage. Es ist zwar immer noch mehr Insulin im Blut als bei Gesunden, aber es ist nicht mehr wirksam genug.

So zeigt sich die Zuckerkrankheit

Wenn die Insulinmenge nicht mehr ausreicht, um den Zucker im Zaum zu halten, steigt der Blutzuckerwert an. Die Zuckerkrankheit bricht aus. An dieser Stelle kann die Diagnose gestellt werden. Jetzt treten zusätzliche Beschwerden (siehe Kasten) auf.

Nicht selten sind es eine schwere Erkältung, häufige Übelkeit, ständige Müdigkeit oder starke Kopfschmerzen, die erhöhte Blutzuckerwerte an den Tag bringen. Der Arzt macht eine große Blutuntersuchung und stellt dabei die Zuckerkrankheit fest. Das ist ganz typisch: Diabetes ist eine Krankheit, die sich sozusagen anschleicht. Über viele Jahre schwimmen viel zu viele Zuckerteilchen in den Blutbahnen und machen keinerlei Beschwerden.

Typische Diabetes-Symptome

- Starker Durst
- Häufiges Wasserlassen
- Häufige Infekte
- Schlechte Heilung auch kleiner Wunden
- Müdigkeit und schnelle Erschöpfung
- Kribbeln und ein taubes Gefühl in Füßen und Händen
- Juckreiz, vor allem im Intimbereich
- Übergewicht

Stellen Sie mehrere Symptome gleichzeitig bei sich fest, sollten Sie den Arzt befragen. Er wird bei Ihnen den Blutzuckerspiegel messen.

Wann ist der Blutzucker zu hoch?

Wenn der Blutzucker wiederholt

- nüchtern über 110 mg/dl (Kapillarblut/Vollblut) liegt,
- im Laufe des Tages 200 mg/dl überschreitet und typische Krankheitszeichen vorliegen,
- zwei Stunden nach dem OGTT (s.u.) über 200 mg/dl liegt.

Die Messmethoden

Ist der Blutzuckerspiegel morgens nüchtern vor dem Frühstück höher als 110mg/dl und liegt er eine Stunde nach dem Essen noch über 140 mg/dl, ist die Diagnose eindeutig. Letzte Sicherheit gibt dann noch eine spezielle Untersuchung, der so genannte orale Glukose-Toleranztest (OGTT). Dazu wird der Arzt Ihnen eine zuckerhaltige Flüssigkeit zum Trinken anbieten, die Ihren Blutzucker nach oben schießen lässt. Ist er zwei Stunden danach noch immer stark erhöht, ist das ein eindeutiges Signal, dass Sie etwas für sich tun müssen.

Die zwei Varianten des Diabetes

Insulin sorgt dafür, dass sich die Zellen für ihren Treibstoff Zucker öffnen. Fehlt Insulin vollständig, kreist der Zucker ungenutzt durch die Blutbahnen, und die Zellen »verhungern« quasi vor »vollen Töpfen«. So ist die Situation bei der ersten Variante der Zuckerkrankheit, die man Diabetes mellitus Typ 1 oder auch jugendlichen Diabetes nennt. Die Betroffenen haben meistens eine Infektionskrankheit überstanden, in deren Folge die Zuckerkrankheit ausbrach. Aber keine Sorge, Diabetes selbst ist nicht ansteckend. Der Körper bildet Abwehrstoffe gegen die Erreger, die wiederum in ihrer Oberfläche den Zellen der Bauchspeicheldrüse ähneln, die das Insulin produzieren. Damit beginnt ein fatales Missverständnis. Das Immunsystem glaubt, die Erreger seinen nach wie vor im

Körper vorhanden und müssten ausgerottet werden, was sehr konsequent geschieht. Das Missverständnis besteht darin, dass nunmehr die den Erregern ähnlichen Zellen der Bauchspeicheldrüse angegriffen und vernichtet werden. Der Körper zerstört sich also selbst. Vorwiegend Kinder und junge Erwachsene erkranken an dieser Variante. Diese Form der Krankheit ist zwar nicht heilbar, aber gut zu behandeln. Um den Blutzuckerspiegel auf normalem Niveau zu halten, müssen diese Diabetiker sofort nach der Diagnose mehrmals am Tag Insulin spritzen, und das ein Leben lang. Diese Diabetes-Variante ist eher selten.

Viel häufiger – Typ 2

Mehr als 90 Prozent aller Diabetiker haben die zweite Variante, Diabetes mellitus Typ 2. Dabei produziert die Bauchspeicheldrüse zwar noch Insulin, aber der Körper ist dagegen unempfindlich. Das Insulin kann nicht mehr richtig wirken. Die Bauchspeicheldrüse versucht, die verminderte Wirkung auszugleichen und stellt mehr Insulin her. Diese Mehrbelastung kann nach vielen Jahren zur Erschöpfung der körpereigenen Insulinherstellung führen.

Diese Diabetes-Variante nimmt rasend schnell zu. Gab es nach dem Krieg in den 1950er Jahren kaum Diabetiker, so schätzt man heute, dass bereits jeder Zehnte von Diabetes betroffen ist. Immer mehr junge Leute erkranken daran. Die Ursachen sind ganz einfach: Wir konsumieren Lebensmittel mit viel Zucker bzw. Stärke und haben viel zu wenig Bewegung. Während eine Hausfrau 1960 noch im Durchschnitt 16 km täglich zu Fuß zurücklegte, so sind es heute gerade einmal 1,2 km. Bewegung ist wichtig und mit das Beste, was Sie für sich tun können.

TIPP

Spazierengehen, Schwimmen, Tanzen, Radfahren, Einkaufen, Rasenmähen, alles ist sinnvoll, sofern Sie sich gleichmäßig und moderat bewegen. Bitte nicht vor lauter Ehrgeiz die Hanteln schwingen oder Rekorde anstreben. Gleichmäßig, aber jeden Tag ist die Devise!

Diabetes ist mehr als nur »Zucker«

Ein hoher Blutzuckerspiegel tut nicht weh – und das ist tückisch. Zucker im Überfluss attackiert unseren Blutbahnen und Nerven, das Herz, die Nieren und Augen. Wie Rost das Auto zerstört Zucker den Körper. Herzinfarkt, Schlaganfall, Erblindung und Erkrankungen an Füßen und Beinen sind ganz typische Begleiterkrankungen des Diabetes. Der Arzt spricht z.B. von Neuropathien, wenn die Nerven betroffen sind. Das zeigt sich in Taubheitsgefühlen, Kribbeln oder Juckreiz zumeist in den Beinen. Wenn der Arzt bei Ihnen die Zuckerkrankheit feststellt, wird er nicht nur den Zuckerwert im Blut regelmäßig kontrollieren, sondern zusätzliche Laboruntersuchungen durchführen lassen. Alle Faktoren, die die Blutgefäßfunktion ungünstig beeinflussen (Blutfettwerte, Blutdruck, Gewicht), werden zusätzlich gemessen. Nur so kann er richtig behandeln. Die Kontrolle des Cholesterins und anderer Blutfette, die Untersuchung des Urins, die Blutdruckmessung, das Wiegen, die Kontrolle der Füße und Beine gehören bei jeder Diabeteskontrolle dazu. Frühzeitig erkannt und richtig behandelt, lassen sich Folgekrankheiten vermeiden.

INFO

Bei der Bestimmung des Blutzuckers werden zwei Maßeinheiten verwendet. Bei uns ist es meistens Milligramm pro Deziliter (mg/dl), in anderen Ländern heißt es Millimol pro Liter (mmol/l). Wir verwenden in diesem Ratgeber nur die Einheit mg/dl!

Die optimalen Blutzuckerwerte

Um den Blutzuckerwert zu bestimmen, wird ein Tropfen kapillares Vollblut aus der Fingerkuppe entnommen.

- Nüchtern, vor dem Frühstück: 90–110 mg/dl
- 2 Stunden nach der Mahlzeit: < 140 mg/dl
- Vor dem Schlafengehen: 110–140 mg/dl

Die Umrechnungsformel lautet: mg/dl x 0,056 = mmol/l

Umrechnungstabelle:

mg/dl	mmol/l	mg/dl	mmol/l	mmol/l	mg/dl	mmol/l	mg/dl
50	2,8	200	11,2	2	36	10	180
60	3,5	220	12,2	3	54	11	198
80	4,4	240	13,3	4	72	12	218
100	5,6	260	14,4	5	90	13	234
120	6,7	280	15,5	6	108	14	252
140	7,8	300	16,7	7	126	16	288
160	8,9	350	19,4	8	144	18	324
180	10,0	400	22,2	9	162	20	364

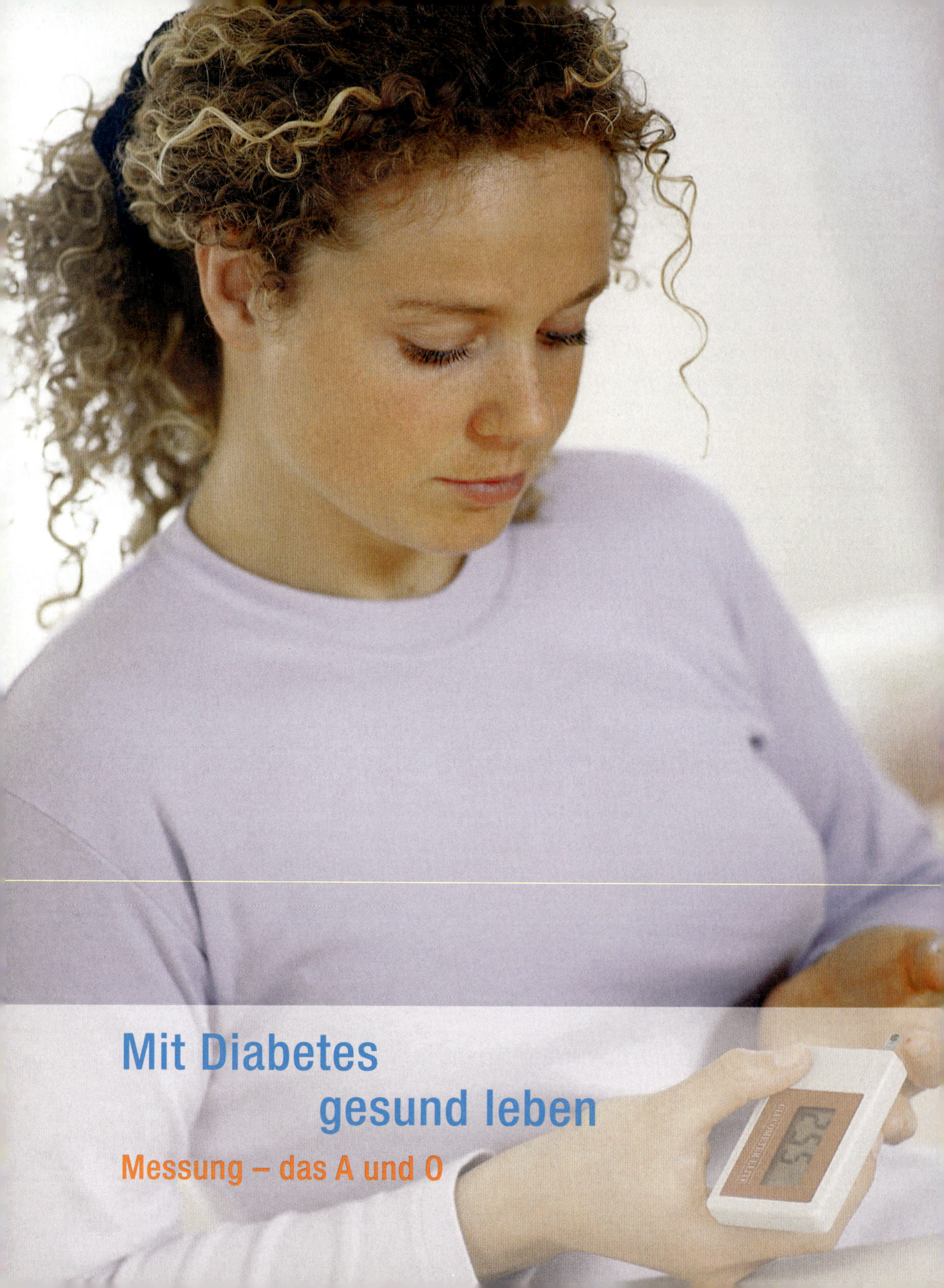

Mit Diabetes gesund leben

Messung – das A und O

Erstes Ziel jeder Diabetesbehandlung ist es, den Blutzuckerspiegel zu senken. Mit dem Blutzuckerspiegel sinken nämlich meistens auch der Blutdruck und die Blutfettwerte; Sie werden plötzlich wieder schlanker und fühlen sich wohler. Bei der Behandlung der Zuckerkrankheit geht man stufenweise vor:

- diabetesgerechter Lebensstil
- regelmäßige Kontrolle der Diabetikerwerte
- täglicher Genuss von Vitalkost
- tägliche Bewegung
- ggf. Tabletten zur Senkung des Blutzuckers
- ggf. Insulin

TIPP

Am besten fragen Sie Ihren Arzt, ob die Nutzung von Urinzuckerteststreifen für Sie sinnvoll ist, und wie oft Sie diesen Test zu Hause machen sollen.

Die Testverfahren

Urinzuckertest

Normalerweise ist kein Zucker im Harn. Steigt der Blutzucker aber über einen bestimmten Wert an (über 180 mg/dl), schafft es die Niere nicht mehr, den Zucker im Körper zurückzuhalten. Ein Teil des Zuckers wird über die Niere ausgeschieden. Dieser kritische Grenzwert wird als Nierenschwelle bezeichnet.

Sie können die Urinzuckermessung allein zu Haus durchführen. Dabei wird ein spezieller Teststreifen in eine frische Urinprobe gehalten. An einer Farbveränderung im Messfeld können Sie erkennen, ob Zucker im Urin ist. Häufig ist dieser Test der erste Hinweis auf die Zuckerkrankheit. Da er aber nur aussagt, dass der Zucker im Blut zu hoch ist, nämlich über 180 mg/dl, aber keinen genauen Wert angibt, ist der Test für viele Diabetiker auf Dauer nicht ausreichend. Sie müssen den Blutzucker regelmäßig messen.

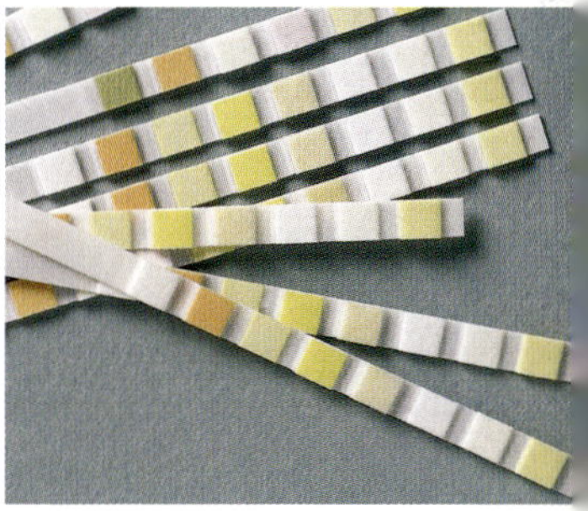

Teststreifen für die Urinzuckermessung

Blutzuckertest

Mit der Blutzuckerkontrolle können Sie Ihre Diabetesbehandlung selbst steuern. Durch regelmäßiges Messen erfahren Sie, was den Blutzucker ansteigen lässt, was ihn senkt, wie sich Ernährung,

TIPP

Die modernen Blutzuckermessgeräte sind klein und handlich, damit Sie sie stets bei sich tragen können. Sie benötigen nur ganz geringe Blutmengen und messen sehr genau.

Bewegung, Reisen, Stress, Krankheiten und Medikamente auf den Blutzucker auswirken. Ich empfehle Ihnen, gerade in den ersten drei Wochen häufiger zu messen. Messerfahrene Diabetiker entwickeln mit der Zeit ihr eigenes »Zuckergefühl« und können die Anzahl der täglichen Messungen deutlich reduzieren. Die Blutzuckermessung ist heute einfach und schnell durchzuführen.

Der Selbstcheck

Ein ganz wichtiger Teil Ihrer Diabetesbehandlung ist der Selbstcheck. Dazu gehören:

- Urinzuckertest
- Blutzuckermessung
- tägliche Fußinspektion
- tägliche Blutdruckmessung
- sorgfältige Mundhygiene
- Eiweißtest im Harn
- Körpergewicht

Praktisch – ein Blutzuckermessgerät

In Apotheken finden Sie ein großes Sortiment an Blutzuckermessgeräten. Lassen Sie sich in Ruhe ein Gerät zeigen und probieren Sie es aus. Auch wenn der Arzt Ihnen noch kein Gerät und die nötigen Messstreifen dafür per Rezept verordnet hat, kann ich Ihnen die Anschaffung eines Blutzuckermessgeräts nur empfehlen. Informierte Diabetiker sind einfach besser eingestellt. Um Ihnen die Wahl des für Sie richtigen Blutzuckermessgerätes zu erleichtern, habe ich Ihnen einige Entscheidungskriterien zusammengestellt:

- Für ältere Diabetiker ist es oft wichtig, dass das Gerät nur wenige Tasten und Knöpfe hat und sich einfach bedienen lässt. Das Sichtfeld sollte groß, die angezeigten Ziffern auch ohne Brille gut lesbar sein.
- Jüngere Diabetiker möchten, dass das Gerät nicht nur den Blutzucker misst, sondern noch einige Zusatzfunktionen hat, wie z.B. Daten von Mahlzeiten, Sport und Insulin einzugeben und auszuwerten. Dadurch kann das Führen eines Diabetikertagebuchs entfallen.

- Computerliebhabern ist es wichtig, dass die im Messgerät gespeicherten Informationen mit Hilfe von entsprechenden Softwareprogrammen in den Computer übertragen werden können.
- Messgeschwindigkeit: Auf eine kurze Messzeit kommt es unterwegs, im Urlaub oder im Restaurant an. Je nach Gerät liegt die Messzeit zwischen 5 und 40 Sekunden.
- Blutmenge: Je weniger Blut für die Messung benötigt wird, desto besser. Denn je kleiner der Blutstropfen, desto angenehmer ist die Messung.
- Messen an alternativen Körperstellen: Am häufigsten ist die Messung des Blutzuckers in der Fingerkuppe. Seit einigen Jahren gibt es Geräte, die unter bestimmten Umständen auch das Messen am Arm zulassen. Das kann für Vielmesser mit strapazierten Fingerkuppen eine Erleichterung sein.

TIPP

Auch Form, Farbe und Gewicht des Blutzuckermessgeräts zählen: Je besser Ihnen das Gerät gefällt, desto mehr Spaß werden Sie am Messen haben. Je sicherer Sie im Umgang mit Ihrem Blutzuckermessgerät sind, desto besser.

Fußinspektion

Wenn zu viel Zucker im Blut ist, leiden die Blutgefäße und die Nerven. An Füßen und Beinen spüren es Diabetiker oft zuerst. Die Füße schlafen öfter ein, die Fußsohlen brennen, die Beine kribbeln oder schmerzen. Kleine Risse und Wunden, die nur langsam heilen, sind Folgen der schlechten Durchblutung. Da Ihre Nerven Schmerzen nicht mehr richtig weiterleiten, erkennen Sie Schwielen, Blasen oder kleine Verletzungen erst spät. Ärzte bezeichnen diese Symptomatik als diabetischen Fuß. Wird er nicht rechtzeitig behandelt, kann es zu schweren Komplikationen kommen. Die beste Vorsorge ist eine dauerhaft gute Diabeteseinstellung.

Wichtig – die tägliche Fußkontrolle

Zusätzlich sollten Sie als Diabetiker Ihren Füßen jeden Tag ganz besondere Beachtung schenken. Am besten machen Sie die tägliche Fußkontrolle zu einem festen Bestandteil Ihres Tagesprogramms, damit Sie auch in Zukunft immer »auf gesundem Fuß leben« können. Entdecken Sie Schwellungen, Wunden, Rötungen,

TIPP

Misten Sie Ihren Schuhschrank aus. Schuhe aus Kunstleder lassen die Füße schnell schwitzen. Laufen Sie bequem auf flachen, weiten Schuhen ohne drückende Innennähte. Nutzen Sie die Kenntnisse von diabetologisch geschulten Orthopädie-Schuhmachern und lassen Sie sich zur richtigen »Fußkleidung« beraten.

kühle und bläuliche Hautstellen oder spüren Sie den Unterschied zwischen warm und kalt nicht mehr so richtig, sprechen Sie unbedingt Ihren Arzt darauf an. Er wird mit speziellen Tests und Untersuchungen Ihre Füße überprüfen.

So leben Diabetiker auf gesundem Fuß

- Tägliches Rendezvous mit Ihren Füßen: Überprüfen Sie mit einem Spiegel, ob Blasen, Druckstellen, Rötungen, Hühneraugen, starke Hornhaut, Nagelpilz oder irgendeine Veränderung zu erkennen ist.
- Gönnen Sie Ihren Füßen das tägliche Fußbad mit einer milden, rückfettenden Seife und die anschließende Massage mit einer milden feuchtigkeitsspendenden Fußcreme. Das hält die Haut geschmeidig.
- Prüfen Sie vor dem Fußbad die Wassertemperatur mit einem Thermometer. Sie könnten sich bei zu heißem Wasser sonst verbrühen, ohne dass Sie es merken. Das Wasser sollte nicht wärmer als 37 °C sein.
- Geben Sie Fußpilzen keine Chance, indem Sie die Füße immer gut trocknen, bevor Sie Strümpfe und Schuhe anziehen. Ein guter Trockner ist der Föhn.

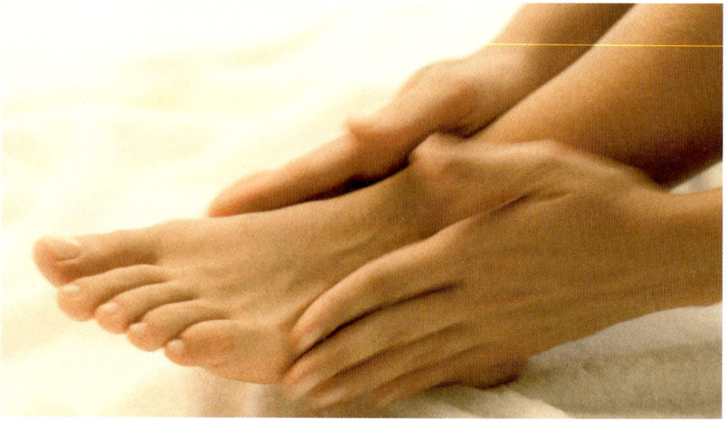

Nehmen Sie sich jeden Tag ein paar Minuten Zeit, um Ihre Füße auf Veränderungen zu untersuchen.

- Baumwolle ist das ideale Material für Ihre Strümpfe, die Sie täglich wechseln sollten.
- Hornhaut entfernen Sie am besten mit einem Bimsstein. Mit einem Hornhauthobel könnten schlimme Wunden entstehen.
- Die Behandlung von Hühneraugen gehört in die Hände von Experten, z.B. einem medizinischen Fußpfleger oder Arzt. Benutzen Sie auf keinen Fall Hühneraugenpflaster oder -salbe.
- Vorsicht bei der Nagelpflege: Verwenden Sie keine spitzen Scheren. Die Nagelecken müssen abgerundet sein, Nagelbettentzündungen von einem Arzt behandelt werden.
- Wenn die Füße »frieren«, wärmen Sie sie lieber mit dicken Socken anstatt mit einem Heizkissen oder einer Wärmflasche. Sie könnten sich verbrennen.
- Vorsicht bei Steinchen in den Schuhen oder faltigen Innensohlen. Das kann zu Schwielen und Druckstellen führen. Am besten überprüfen Sie Ihre Schuhe jedes Mal vor dem Reinschlüpfen.
- Tragen Sie lieber geschlossene Schuhe als Sandalen oder Latschen. Ihre Füße sind darin besser geschützt.
- Barfußliebhaber aufgepasst: Steine, Muscheln und kleine Scherben können Ihre Füße verletzen, ohne dass Sie es merken. So können schlimme Wunden entstehen.
- Lassen Sie Ihre Füße regelmäßig von einer diabetologisch geschulten Fußpflegekraft verwöhnen. Profitieren Sie von ihren Fähigkeiten vor allem dann, wenn Sie eingewachsene Zehennägel, Hühneraugen oder Warzen an Ihren Füßen bemerken.

INFO

Obwohl die sorgsame Fußpflege bei Diabetikern Komplikationen vermeiden hilft, werden die Kosten für eine Fußpflege nicht immer von der Krankenkasse übernommen. Wir empfehlen Ihnen, sich vorher bei Ihrer Krankenkasse zu erkundigen!

Durchblick behalten – Diabetes und die Augen

So wie die Wasserleitungen Ihrer Spülmaschine allmählich verstopfen, wenn Sie nicht regelmäßig entkalkt werden, verschlechtert sich auch der Blutdurchfluss in Ihren Gefäßen, wenn ständig zu viele Zuckermoleküle im Blut schwimmen. Das kann vor allem

TIPP

Wenn Sie selbst merken, dass Sie schlechter sehen können, Schmerzen in einem Auge verspüren, Wellenlinien wahrnehmen oder das Bild vor Ihren Augen verschwimmt, sollten Sie sofort Ihren Augenarzt aufsuchen.

Ihren Augen schaden. Die Sehzellen der Augen werden nicht mehr ausreichend mit Nährstoffen und Sauerstoff versorgt, Gefäße können platzen, die Netzhaut kann sich ablösen. Das Gefährliche dabei ist, dass Sie diese Veränderungen im Auge erst spät bemerken: Die Buchstaben in der Zeitung beginnen zu schwimmen, beim Autofahren fühlen Sie sich unsicher, weil Sie häufig einen Schleier vor den Augen haben.

Regelmäßige Kontrollen nicht versäumen

Deshalb wird Sie Ihr Arzt gleich, wenn er die Zuckerkrankheit feststellt, an einen Augenarzt für eine Spezialuntersuchung überweisen. Anschließend ist mindestens einmal im Jahr eine Kontrolle beim Augenarzt notwendig. Je früher die so genannte diabetische Retinopathie erkannt und behandelt wird, desto eher können Verschlechterungen des Sehvermögens aufgehalten werden. Nehmen Sie deshalb die Termine bei Ihrem Augenarzt regelmäßig wahr.

Diese ernst zu nehmenden Spätfolgen der Zuckerkrankheit sind nicht zu verwechseln mit harmlosen Störungen des Sehvermögens, die häufig auftreten, wenn der Arzt die Behandlung von Tabletten auf Insulin umstellt. Das ist für die Anfangsphase ganz typisch und verschwindet nach einigen Wochen wieder von selbst. Wenn Sie also in dieser Zeit manchmal die Zeitung nicht richtig lesen können, ist das nicht unbedingt ein Hinweis darauf, eine neue Brille anzuschaffen.

Tipps für die richtige Hautpflege

Viele Diabetiker klagen über Juckreiz am ganzen Körper oder nur im Genitalbereich, trockene, schuppige und gespannte Haut, Rötungen im Gesicht, gelbe Nägel, bläuliche Hautverfärbungen an Beinen und Füßen, kleine Risse, die sich entzünden und schlecht heilen. Auch das sind Folgen hoher Blutzuckerwerte. Wassermangel, Schädigungen der Nerven und ein geschwächtes Immunsystem spiegeln sich im Hautbild. Die Haut von Diabetikern verlangt besondere Pflege. Je aufmerksamer Sie sie beobachten und je sorgfältiger Sie damit umgehen, desto wohler werden Sie sich in Ihrer Haut fühlen. Probleme mit der Haut gibt es häufiger, wenn das Insulin oder die Medikamente gewechselt werden. In dieser Zeit braucht sie aufmerksame Pflege.

Wann die Haut den Arzt braucht

Es gibt Hautkrankheiten, die vermehrt oder ausschließlich bei Diabetikern auftreten. Ihre Behandlung gehört unbedingt in die Hände eines Facharztes. Bei diesen Hautveränderungen sollten Sie umgehend einen Arzt aufsuchen:

- trockene rissige Haut
- Entzündungen und anhaltende Rötungen
- Druckstellen, Hühneraugen, Blasen
- Pilzinfektionen (Juckreiz!)
- Wunden

So bleibt die Haut gesund

- Duschen Sie nur kurz und kühl mit rückfettenden Duschcremes. Zu heißes Wasser, zu langes oder häufiges Duschen oder Baden schädigt die empfindliche Haut von Diabetikern. Trocknen Sie Ihre Haut anschließend gründlich ab. Damit entziehen Sie Pilzen und Bakterien die Lebensgrundlage.
- Wählen Sie zur Hautpflege Cremes und Lotionen, die frei sind von Konservierungsstoffen, Duft- und Farbstoffen. Für Gesicht und Körper gibt es reichhaltige Pflegeprodukte mit Harnstoff (Urea) und den hautfreundlichen Vitaminen A und E. Harnstoff bindet die Feuchtigkeit und schützt die Haut vor dem Austrocknen. In der Apotheke bekommen Sie spezielle Hautpflegeprodukte für Diabetiker.
- Sonnencremes mit hohem Lichtschutzfaktor schützen Ihre Haut vor Schädigungen durch UV-Strahlung.

TIPP

Pflegen Sie Ihre Haut von innen: Trinken Sie mindestens zwei Liter Wasser am Tag, besser noch mehr. Essen Sie jeden Tag bunt und abwechslungsreich, um Ihre Haut mit allen Nähr- und Vitalstoffen zu versorgen. Unsere Rezepte ab Seite 70ff. bieten Ihnen dafür eine gute Orientierungshilfe.

Der tägliche Blutdruckcheck

Oft ist mit dem Blutzucker auch der Blutdruck erhöht. Bluthochdruck macht keine spürbaren Beschwerden, ist aber eine hohe Belastung für unsere Gefäße und für viele druckempfindliche Organe wie Nieren, Augen und Herz. Liegt bei Ihnen der Blutdruck höher als 130/85, ist zu empfehlen, ihn täglich einmal zu kontrollieren. In Ihrer Apotheke wird man Sie beraten, welches Gerät für Sie das Richtige ist, und Ihnen erklären, wie Sie den Blutdruck richtig messen müssen. Ich empfehle Ihnen, die Messwerte immer in Ihrem Diabetiker-Tagebuch festzuhalten. Das zeigt Ihrem Arzt, ob die gewählte Therapieform richtig ist.

Das senkt Ihren Blutdruck

- Pflegen Sie Ihren Körper mit einem abwechslungsreichen und leichten Speiseplan. Genießen Sie zusätzlich jeden Tag ein bis zwei Portionen Vitalkost (lesen Sie mehr dazu auf Seite 31ff.).
- Gönnen Sie sich täglich das Vergnügen ausreichender Bewegung. Ein flotter Spaziergang, eine Tour mit dem Fahrrad oder ein Besuch im Schwimmbad macht die Muskeln locker und entspannt und vertreibt Ärger und Sorgen.
- Wappnen Sie sich gegen Stress und Hektik. Regelmäßige kleine Ruhepausen und Entspannungsübungen schonen Ihre Nerven und den Blutdruck. So wird der Alltag leichter.
- Wenn der Blutdruck nicht sinkt, wird der Arzt Ihnen Tabletten verschreiben.

TIPP

Wenn Sie Zahnfleischbluten haben, Schwellungen oder Rötungen im Mund bemerken, sind das Symptome für eine Zahnfleischentzündung. Gehen Sie am besten sofort zu Ihrem Zahnarzt.

Pflege von Mund und Zahnfleisch

Bei Diabetikern sind Zahnfleisch und Schleimhäute im Mund besonders anfällig für Entzündungen und Risse und brauchen deshalb viel Aufmerksamkeit. Der Mund ist häufig trocken, weil nicht so viel Speichel gebildet wird. Im Speichel jedoch ist eine Vielzahl von Mineralsalzen enthalten, die ständig dafür sorgen, dass schon kleinste Verletzungen des Zahnschmelzes wieder repariert werden. Bei einem trockenen Zahnschmelz haben Kariesbakterien ein leichtes Spiel. Lassen Sie von Ihrem Zahnarzt regelmäßig Zahnbeläge entfernen. Ihr Zahnarzt oder Apotheker berät Sie gern zur richtigen Putztechnik und zur Wahl der passenden Zahnbürste. Die tägliche Anwendung einer mit Fluor angereicherten Zahnpasta schützt Ihre Zähne und die Zahnzwischenräume. Zusätzlich können Sie durch die tägliche Anwendung einer fluoridhaltigen Spüllösung die Bildung von Zahnbelägen verzögern. Säubern Sie die Zahnzwischenräume mit Zahnseide oder Zahnzwischenraum-Bürsten. Verwenden Sie einmal pro Woche ein Fluoridgel.

INFO

Schlanke Menschen, die auf Ihr Gewicht achten, haben selten erhöhte Blutzuckerwerte. Wenn Sie sich einmal in der Woche auf die Waage stellen, ist das genug.

Eiweißtest im Harn

Wird bei Diabetikern Eiweiß im Urin entdeckt, ist das ein erstes Anzeichen dafür, dass die Nieren Schaden genommen haben. Die Nieren reagieren besonders empfindlich auf dauerhaft erhöhte Blutzuckerwerte. Deshalb gehört die regelmäßige Kontrolle des Urins auf die so genannte Mikroalbuminurie bei Ihrem Arzt zum festen Untersuchungsprogramm. Die rechtzeitige und konsequente Behandlung der beginnenden Nierenerkrankung kann schlimme Spätfolgen verhindern. Vorbeugend können Sie solch einen Eiweißtest im Urin auch selbst durchführen. Wir empfehlen Ihnen, sich dazu in Ihrer Apotheke beraten zu lassen. Zeigt der Schnelltest bei drei Messungen an verschiedenen Tagen innerhalb einer Woche zweimal Eiweiß im Urin an, sollten Sie unbedingt den Arzt zu Rate ziehen.

Das perfekte Behandlungsteam

Wenn der Arzt bei Ihnen die Zuckerkrankheit festgestellt hat, bespricht er mit Ihnen, welche Behandlung für Sie die richtige ist. Längst nicht jeder Diabetiker muss gleich Blutzucker senkende Medikamente einnehmen oder Insulin spritzen. Viele können ihren Blutzucker mit einer leichten, genussvollen Ernährung, täglicher Bewegung und einer Vitalkost deutlich senken.

TIPP

Wenn der Blutzucker trotz vieler Behandlungen nach einem halben Jahr immer noch nicht optimal ist, ist es notwendig, dass Sie eine so genannte diabetologische Schwerpunktpraxis aufsuchen.

Alles im Griff

Das A und O der Behandlung sind die regelmäßigen Messungen von Blut und Urin bei Ihrem Arzt, die Sie nicht versäumen sollten. Neben dem Blutzucker sind bei Diabetikern häufig auch der Blutdruck und die Blutfettwerte erhöht. Werden sie nicht behandelt, verstopfen die Gefäße, und das Blut kann nicht mehr richtig fließen. Das kann gefährliche Folgen haben, vor allem für Herz und Gehirn. Der Arzt wird Ihnen Medikamente verschreiben oder Sie, um jedes Risiko auszuschließen, zu einem Spezialisten für Herz-Kreislauf-Erkrankungen schicken, einem Kardiologen. Ergibt die Urinuntersuchung einen Hinweis auf eine Nierenschädigung, wird er Sie an einen entsprechend ausgebildeten Diabetologen oder einen Nephrologen überweisen.
Auch die regelmäßige Kontrolle Ihrer Augen bei einem Augenarzt gehört zum Untersuchungsprogramm. So genannte Sensibilitätstests zeigen dem Arzt, ob Ihre Nerven durch den hohen Blutzucker geschädigt wurden und von einem Spezialisten behandelt werden müssen. Alle Fachärzte arbeiten mit Ihrem behandelnden Hausarzt eng zusammen.

Diese Blutfettwerte sind für Diabetiker ideal	
Gesamt-Cholesterin	weniger als 200 mg/dl
LDL-Cholesterin	weniger als 100 mg/dl
HDL-Cholesterin	mehr als 40 mg/dl
Nüchtern-Triglyzeride	weniger als 170 mg/dl

Das Blutzucker-Langzeitgedächtnis $HbA1_C$

$HbA1_C$ (gesprochen HA-BEH-AH-EINS-ZEH) ist ein kompliziert klingender, aber äußerst wichtiger Wert jeder Diabetesbehandlung. Der $HbA1_C$-Wert gibt Auskunft über die Blutzuckereinstellung der vergangenen zehn bis zwölf Wochen. Deshalb wird er auch das Blutzucker-Langzeitgedächtnis genannt.

Das Wichtigste vorab: Je niedriger der $HbA1_C$-Wert ist, desto besser ist Ihr Blutzucker eingestellt. Gut eingestellt sind Sie, wenn Ihr $HbA1_C$ unter 6,5 liegt. Der Arzt sollte diese Zuckerkontrolle einmal im Quartal machen! Für alle, die es genauer wissen möchten: Hb steht für Hämoglobin. Hämoglobin ist der rote Blutfarbstoff in unserem Körper, der sich aus verschiedenen Bestandteilen zusammensetzt. HbA1 macht den größten Anteil (98 Prozent) aus. Bei jedem Menschen lagert sich ein Teil des im Blut befindlichen Zuckers am Hämoglobin an. Dabei entsteht Zuckerhämoglobin oder $HbA1_C$. Ist viel Zucker im Blut, gibt es einen hohen $HbA1_C$-Wert. Diesen kann man messen. Da die roten Blutkörperchen eine Lebensdauer von ca. 120 Tagen haben, beschreibt der $HbA1_C$-Wert die durchschnittliche Blutzuckereinstellung in diesem Zeitraum.

Der $HbA1_C$-Wert gibt den prozentualen Anteil des roten Blutfarbstoffs an, der mit Zucker eine feste Verbindung eingegangen ist.

TIPP

Wenn Sie Ihr Diabetiker-Tagebuch ausführlich und sorgfältig führen, kann der Arzt schneller erkennen, ob er den richtigen Therapieweg eingeschlagen hat oder Ergänzungen erforderlich sind.

Kontrolluntersuchungen bei Diabetes mellitus

Untersuchung	Häufigkeit
Fußinspektion	jedes Mal
Gewicht	jedes Mal
Blutdruck	jedes Mal
$HbA1_C$	vierteljährlich
Augenhintergrund	halbjährlich oder jährlich
Blutfettwerte	jährlich (bei erhöhten Werten häufiger)
Nierenfunktionstest	jährlich
Nervenschäden in Armen und Beinen	jährlich
Blutgefäße (Gefäßstatus)	jährlich
Fußpulse	halbjährlich
Leberenzyme	jährlich
EKG, Belastungs-EKG	jährlich
Ultraschall des Bauchraumes	jährlich

Diese Tabletten senken den Blutzucker

- Alpha-Glukosidase-Hemmer/Glucobay, Diastabol: insulinsparend, hemmen die Abgabe von Zucker aus dem Darm, sodass der Anstieg des Blutzuckers nach den Mahlzeiten verhindert wird. Sinnvoll, verursachen aber häufig starke Blähungen.
- Biguanide/Glucophage: insulinsparend, verbessern die Wirksamkeit von Insulin und den Übertritt von Zucker in die Zelle, bremsen die Zuckerabgabe der Leber, senken den Blutzuckerspiegel sowohl nüchtern als auch nach dem Essen. Sinnvoll.
- Sulfonylharnstoffe/Diamicron, Amaryl: verstärken die Insulinausschüttung aus der Bauchspeicheldrüse, senken die Blutzuckerwerte nach dem Essen (Vorsicht: Sulfonylharnstoffe können, wenn nicht genügend Kohlenhydrate aufgenommen werden, zur Unterzuckerung führen). Bedingt sinnvoll, steigern teilweise das Körpergewicht.
- Glitazone (Insulinsentisizer)/Actos, Avandia: erhöhen die Empfindlichkeit der Körperzellen für Insulin, steigern die Zuckeraufnahme in die Muskulatur. Sinnvoll
- Glinide/Starlix, Novonorm: schnell und kurz wirksame Insulinstimulatoren. Vorsicht: Glinide können, wenn nicht genügend Kohlenhydrate aufgenommen werden, zur Unterzuckerung führen.

Wer braucht Medikamente?

Viele Diabetiker kommen jahrelang ohne Blutzucker senkende Medikamente und Insulin aus. Mit einer Vitalkost und ausreichend Bewegung können Sie Ihren Blutzucker im Zaum halten. Erst wenn der Blutzucker morgens vor dem Frühstück nicht mehr unter 110 mg/dl und/oder nach dem Essen nicht mehr unter 140 mg/dl zu halten ist und auch der Blutzuckerlangzeitwert über 6,5 Prozent ansteigt, wird der Arzt Ihnen die Einnahme von Tabletten empfehlen. Sie helfen, die Blutzuckerwerte wieder gut einzustellen. Dafür gibt es verschiedene Substanzen, die auf unterschiedliche Weise und an diversen Stellen im Körper wirken. Der Arzt wird mit Ihnen gemeinsam die für Sie richtigen Tabletten auswählen. Häufig

INFO

Alle oralen Antidiabetika können miteinander kombiniert werden. Welches Präparat und welche Kombination für Sie richtig ist, wird der Arzt gemeinsam mit Ihnen entscheiden.

reicht nach einiger Zeit ein Medikament nicht mehr aus. Der Arzt wird Ihnen dann zwei oder sogar drei verschiedene Tabletten am Tag verordnen.

Ihre Mitarbeit zählt

Wie immer bei der Diabetesbehandlung sind Sie auch bei dieser Behandlungsart der wichtigste Partner. Egal, welches Medikament der Arzt Ihnen verordnet hat, es wird Ihren Blutzucker nur dann senken, wenn Sie es genau nach seinen Anweisungen einnehmen. Es ist zu empfehlen, dass Sie gerade in der Anfangsphase Ihren Blutzucker häufiger messen. Führen Sie in dieser Zeit Ihr Diabetiker-Tagebuch besonders sorgfältig. Nur wenn der Arzt darüber informiert ist, wie hoch Ihr Blutzucker zu welcher Tageszeit ist, wie er sich nach den Mahlzeiten verhält, wie sich Bewegung auswirkt, welche Nebenwirkungen sich bei Ihnen zeigen, kann er schnell erkennen, ob das gewählte Medikament das richtige für Sie ist.

Behandlung mit Insulin

Für die Behandlung der Zuckerkrankheit mit Insulin gilt »so spät wie möglich, so früh wie nötig«. Sie beginnt immer dann, wenn alle medikamentösen Möglichkeiten ausgeschöpft sind. Viele Diabetiker fühlen sich nach jahrelanger Einnahme von Tabletten mit Insulin wieder besser, Wohlbefinden und Leistungsfähigkeit steigen an. Da Insulin ein Eiweiß ist, das durch die Verdauungssäfte in seine Bestandteile zerlegt und somit unwirksam würde, kann es nicht geschluckt werden, sondern muss in das Fettgewebe unter die Haut gespritzt werden.

Aber keine Sorge, aufgrund moderner Hilfsmittel und sehr feiner Nadeln ist das Spritzen heute eine vollkommen einfache Angelegenheit. In einer speziellen Diabetikerschulung werden Sie den richtigen Umgang mit Insulin und Spritze erlernen. Am besten gehen Sie bewusst und ganz offen damit um. Sprechen Sie mit

INFO

Für die meisten Diabetiker, die auf Insulin angewiesen sind, gehört das Spritzen vor den Mahlzeiten wie das Händewaschen schon nach wenigen Wochen zu den gewohnten alltäglichen Ritualen.

Ihrer Familie, Freunden und Kollegen über die neue Behandlungsart Ihrer Zuckerkrankheit. Insulin hat allerdings auch Nebenwirkungen. Insulin ist ein »Masthormon«. Es wandelt den Zuckerüberschuss im Blut in Fett um und schiebt es in die Fettzellen. Außerdem macht es hungrig. Das ist auch der Grund, warum so viele Diabetiker gleich nach der Umstellung auf eine Insulinbehandlung über eine Gewichtszunahme klagen. Für die Behandlung mit Insulin gibt es verschiedene Möglichkeiten. Der Arzt wird je nach Blutzuckerhöhe, Insulinbedarf, aber auch nach Ihren Wünschen und ganz persönlichen Lebensumständen gemeinsam mit Ihnen die richtige Behandlungsmethode auswählen. Bei jeder Insulintherapie müssen die Insulindosis und die Menge der Kohlenhydrate in den Mahlzeiten gut zusammenpassen. Sonst drohen Über- oder Unterzuckerungen. Beides kann gefährlich werden.

Insulin spritzen – Tipps

- Messen Sie vor dem Spritzen von Insulin den Blutzucker.
- Das Insulin muss exakt dosiert werden.
- Jeder »Insuliner« muss den Namen seines Insulins und die Konzentration seiner Insuline gut kennen.
- Wenn der Arzt einen bestimmten zeitlichen Abstand zwischen Spritze und Mahlzeiten vorgeschrieben hat, muss er unbedingt eingehalten werden.
- Bei der konventionellen Insulintherapie muss die Mahlzeit pünktlich eingenommen werden.
- Halten Sie immer ein Ersatzfläschchen oder eine Ersatzpatrone Insulin vorrätig. Wenn Sie das Haus verlassen, nehmen Sie immer Ihr Insulin, eine Insulinspritze bzw. einen Insulinpen mit.
- Wechseln Sie die Spritzstelle täglich, am besten nach Plan. Damit die Wirkung gleich bleibt, wird empfohlen, die gleichen Spritzbereiche zur gleichen Tageszeit zu benutzen.
- Lassen Sie sich den Umgang mit dem Insulin und der Spritze in einer Diabetikerschulung zeigen.

Konventionelle Therapie

Dabei werden schnelles und langsames Insulin in einem festen Mischungsverhältnis in der Regel morgens und abends gespritzt. Wichtigste Voraussetzung für den Erfolg dieser Behandlung ist, dass sich die Diabetiker in ihrem Tagesablauf in Menge und Zeitpunkt der Mahlzeiten an einen festen Tagesablauf halten. In diesem Fall wird so gegessen, wie das Insulin gespritzt wurde. Die Mahlzeiten dürfen nicht zu spät eingenommen und schon gar nicht ausgelassen werden. Sonst könnte Ihr Blutzucker so weit fallen, dass es zu einer Unterzuckerung kommt.

Neben drei Hauptmahlzeiten müssen Sie in diesem Fall auch noch regelmäßig zwei Zwischenmahlzeiten einnehmen. Diese Behandlung ist also relativ starr. Trotzdem kommen viele Diabetiker gut damit zurecht.

TIPP

Hilfreich kann auch der Austausch mit anderen Diabetikern in einer Diabetikerselbsthilfegruppe sein. Sie können von den Erfahrungen »alter Diabetikerhasen« profitieren. Lesen Sie mehr über die Vorteile einer Mitgliedschaft in einer Diabetikerselbsthilfegruppe auf Seite 69.

Intensivierte Therapie

Bei dieser Behandlungsart versucht man, die Verhältnisse bei Gesunden nachzuahmen, bei denen immer passend und gerade in der richtigen Menge Insulin von der Bauchspeicheldrüse abgegeben wird. Dabei wird morgens und abends eine bestimmte Dosis eines langsamen Insulins gespritzt. Dazu wird zu den Mahlzeiten schnelles Insulin injiziert, damit der Blutzucker nach dem Essen wieder sinkt. Die Menge des Mahlzeiteninsulins bestimmen Sie selbst. Die Menge hängt davon ab, was und wie viel gegessen wird. Dabei gilt die Faustregel: Eine Einheit eines kurz wirkenden Insulins kann den Blutzucker um ca. 30 bis 40 mg/dl senken und eine Kohlenhydratportion (10 bis 12 g Kohlenhydrate) den Blutzucker um circa 30 mg/dl erhöhen.

Erlaubt mehr Spontaneität

Der Vorteil dieser Methode ist, dass Sie bei Ihren Mahlzeiten flexibel sind. Sie können ohne Probleme auch Mahlzeiten auslassen, Sie können spontane Einladungen ins Restaurant annehmen oder das Frühstück am Wochenende später einnehmen. Voraussetzung

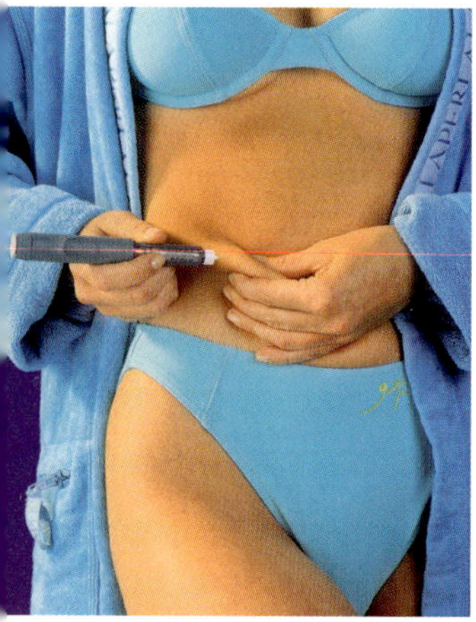

Insulin wird mit dem Pen direkt ins Unterhautfettgewebe gespritzt.

für den Erfolg ist Ihre Bereitschaft, vor jeder Insulinspritze Ihren Blutzucker zu messen, sich mehrmals am Tag zu pieksen und an einer Diabetikerschulung teilzunehmen. Dort lernen Sie den Kohlenhydratgehalt verschiedener Lebensmittel einzuschätzen, die Anpassung der Insulindosis vorzunehmen und den richtigen Umgang mit der Spritze.

Die Insulinpumpentherapie

Die Insulinpumpentherapie ist wie eine Dauerspritze. Dabei wird über einen kleinen Schlauch, der mit einer Nadel im Unterhautgewebe befestigt ist, ständig eine kleine Menge Insulin in den Körper gepumpt. Um den Blutzucker auch nach den Mahlzeiten auf normalen Werten zu halten, wird vor den Mahlzeiten per Knopfdruck eine zusätzliche Menge an schnell wirkendem Insulin in den Blutkreislauf gepumpt. Der Vorteil besteht darin, dass man sich nicht ständig neu spritzen muss. Nachteilig ist aber das Infektionsrisiko durch die Dauernadel.

Gesundheits-Pass und Notfallmarke

Jeder Diabetiker sollte ihn ständig bei sich tragen, den kleinen blauen »Gesundheits-Pass Diabetes«. Er ist für Diabetiker das wichtigste Dokument. In ihm sind alle notwendigen Informationen enthalten.

Einmal im Quartal trägt der Arzt die Ergebnisse seiner Untersuchungen zum Blutdruck, Körpergewicht und $HbA1_C$ ein. Auch alle Kontrollen, die nur jährlich durchgeführt werden, sind in diesem Pass festgehalten. Dazu gehören z.B. Befunde zu Augenuntersuchungen, Kontrolle der Blutfette oder Untersuchungen der Nerven. Damit sind nicht nur Sie selbst immer im Bilde, sondern auch andere können sich schnell über die Behandlung Ihres Diabetes informieren. Das kann im Urlaub, während eines Krankenhausaufenthaltes oder auch bei einem Unfall hilfreich und nötig sein. Am besten tragen Sie den Pass immer bei sich.

Zielvorgaben festlegen

Natürlich trägt Ihr Arzt in den Diabetikerpass auch Informationen über die Art und Dosierung Ihrer Medikamente ein. Er schreibt auf, welche Sie wann nehmen müssen, welches Insulin Sie wann spritzen müssen, damit Ihnen auch im Notfall schnell geholfen werden kann. Und auch Ihren nächsten Kontrolltermin in der Arztpraxis wird er notieren. Gemeinsam mit Ihrem Arzt legen Sie Behandlungsziele fest. Wie soll der $HbA1_C$-Wert im nächsten Quartal, im nächsten Jahr aussehen, was soll die Waage anzeigen, wo soll der Blutdruck stehen? Wird ein Ziel nicht erreicht, ist es wichtig, gemeinsam mit dem Arzt nach den Gründen zu suchen. Vielleicht war die Behandlung nicht richtig oder das Ziel zu hoch. Aber es macht auch großen Spaß zu sehen, wie selbst gesteckte Ziele erreicht werden. Das spornt an und fordert zu neuen Taten heraus. Ihr Diabetiker-Pass ist also so etwas wie Ihr persönlicher Wegweiser. Sie erhalten den Gesundheits-Pass Diabetes bei Ihrem Arzt, in der Apotheke, bei Ihrer Krankenkasse oder beim Deutschen Diabetiker Bund (Adresse siehe Anhang Seite 95).

TIPP

Damit Sie auch im Ausland in Notfällen richtig versorgt werden, ist es sinnvoll, auf Reisen einen Diabetiker-Reiseausweis oder den Diabetes-Pass in der jeweiligen Landessprache bei sich zu tragen.

Notfallmarke kann Leben retten!

Stellen Sie sich vor, Sie werden beim Schwimmen oder in der Sauna aufgrund einer Unterzuckerung ohnmächtig. In diesem Fall nutzt Ihnen auch der Gesundheitspass Diabetes nichts, der in Ihrer Hand- oder Brieftasche steckt. Hier hilft eine Notfallmarke, die Sie als Anhänger an Kette, Armband oder Armbanduhr ständig bei sich tragen. Damit machen Sie für jedermann gut sichtbar, dass Sie Diabetiker sind. Der Rettungsdienst kann gezielt und schnell die richtigen Medikamente einsetzen, die Ihren Zustand wesentlich verbessern. Auf diesen Notfallmarken können nicht nur alle wichtigen medizinischen Daten, sondern auch die Telefonnummer einer Ihnen nahe stehenden Person, die im Notfall benachrichtigt werden soll, eingraviert werden. Beratung und Unterstützung bei der Anschaffung bieten der Deutsche Diabetiker Bund (Anschrift siehe Anhang Seite 95) und jede Apotheke.

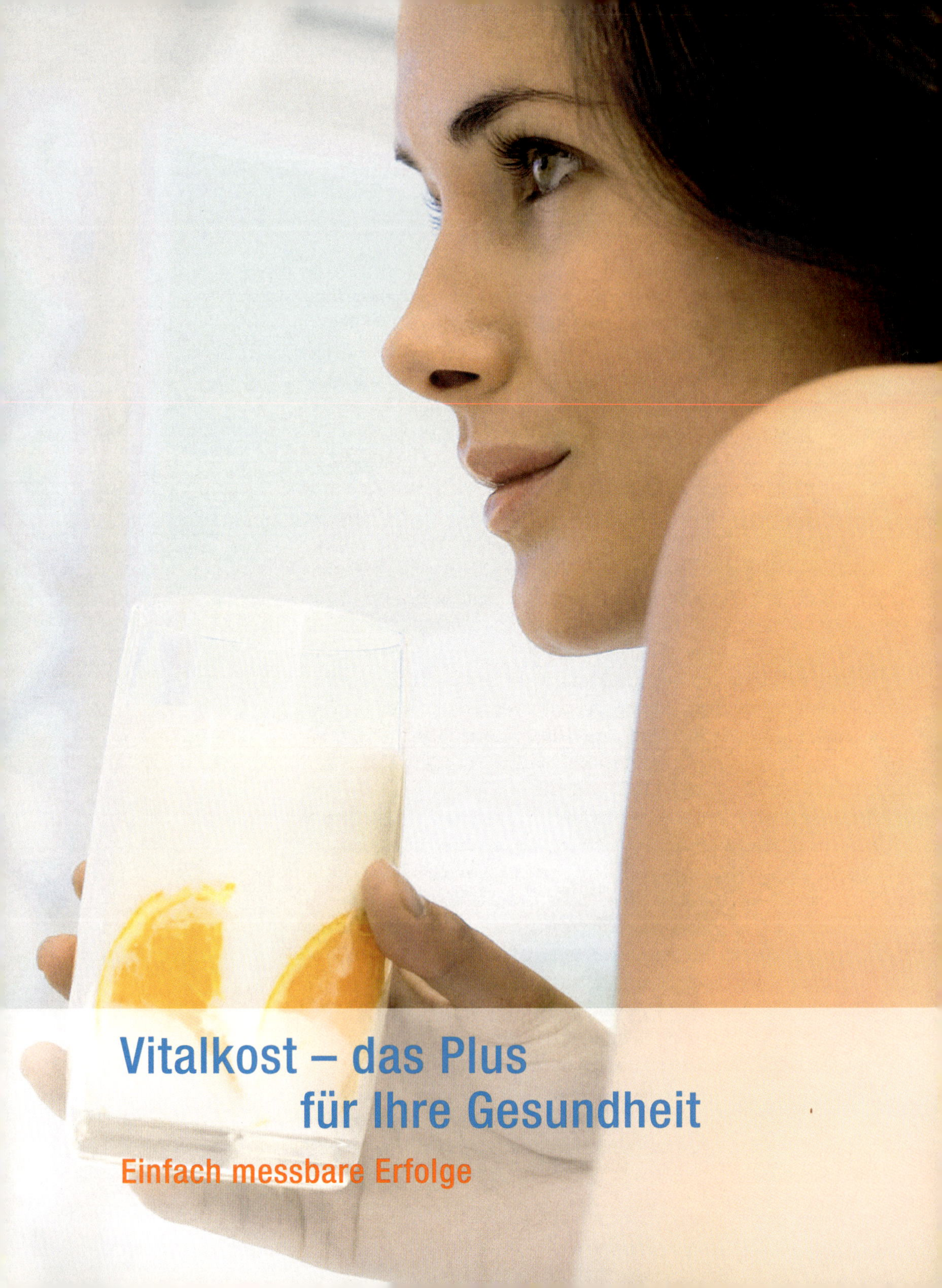

Vitalkost – das Plus für Ihre Gesundheit

Einfach messbare Erfolge

Jetzt ist es wissenschaftlich bewiesen: Es gibt für Diabetiker eine ganz einfache Lösung, ihren Zuckerwert im Blut zu senken. Eine neue Studie hat für Diabetiker überzeugende Ergebnisse geliefert. Bei 60 nicht Insulin spritzenden Diabetikern, die sich über ein halbes Jahr jeden Tag 50 Gramm einer Vitalkost (Almased), einer Mischung aus wertvollem Soja, Joghurt und Honigenzymen, gegönnt haben, sank der Blutzuckernüchternwert am Morgen von durchschnittlich 167mg/dl auf 126 mg/dl. Gleichzeitig verbesserte sich auch das Blutzuckerlangzeitgedächtnis ganz entscheidend: Der $HbA1_C$-Wert sank von durchschnittlich 8,2 auf 7,3 Prozent, ohne dass weitere Maßnahmen ergriffen wurden. Das bedeutet, der zusätzliche tägliche Verzehr von 50 g Vitalkost z.B. zum Frühstück bringt Ihnen entscheidende Vorteile! Einfach und effektiv.

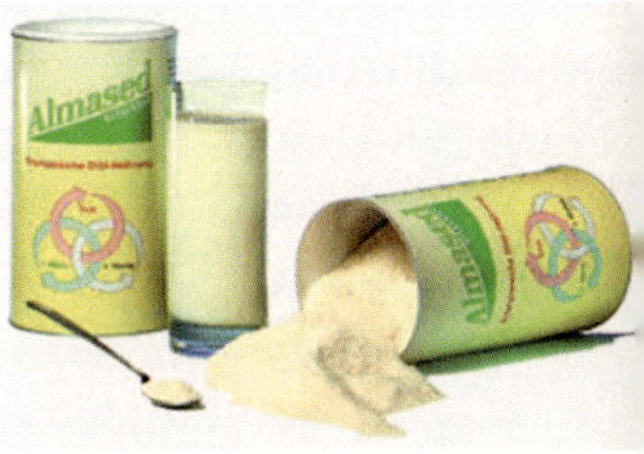

Almased, die Vitalkost (nicht nur) für Diabetiker, bekommen Sie in der Apotheke. Dort wird man Sie auch über Menge und Zubereitungsweisen weiter informieren.

Vitalkost hilft Diabetikern

Und noch ein Erfolg, der alle Teilnehmer begeisterte: Die Wirkung dieser Vitalkost wurde sichtbar. Bei den Diabetikern sank das Gewicht in sechs Monaten um bis zu 3,5 Kilogramm. Weniger Gewicht schont die Bauchspeicheldrüse. Die Zellen lassen wieder mehr Zucker hinein, es wird weniger Insulin gebraucht. Auch das konnten die Ärzte in dieser Studie bestätigen. Der Insulinwert des Blutes sank bei den Diabetikern, die jeden Tag ein bis zwei Portionen des Eiweißkonzentrats zu sich genommen hatten, um 25 Prozent. Und Sie wissen ja: Je weniger Insulin in den Blutbahnen schwimmt, desto schlanker bleiben Sie auch. Ein Ergebnis, das anspornt und Lust auf mehr macht. Alle Studienteilnehmer schwärmten von einem gesunden und vitalen Körpergefühl.

Der hohe Gehalt an wertvollen pflanzlichen Eiweißen sorgt dafür, dass tatsächlich die überflüssigen und unerwünschten Fettpolster verschwinden und die Muskeln erhalten bleiben. Eine wichtige Botschaft, denn die Muskeln sind die eigentlichen Fettverbrennungsöfen in Ihrem Körper. Je mehr Muskeln, desto leichter bleiben Sie schlank.

Veränderung des Nüchternblutzuckerwertes bei nicht insulinpflichtigen Diabetikern Typ 2 unter Aufnahme von 50 g Diabetiker Vitalkost pro Tag (Almased Vitalkost)

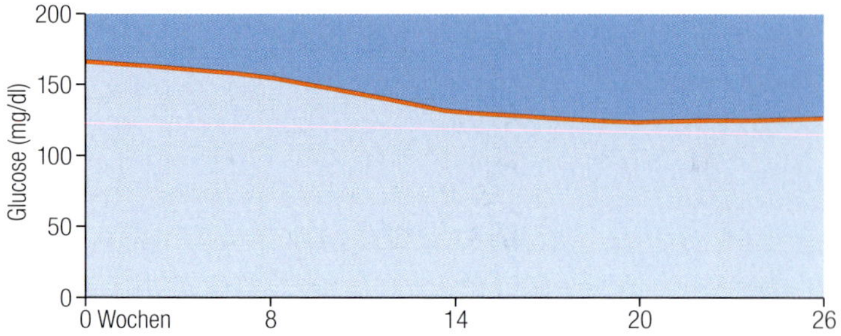

Veränderung des $HbA1_C$ (%) bei nicht insulinpflichtigen Diabetikern Typ 2 unter Aufnahme von 50 g Diabetiker Vitalkost pro Tag (Almased Vitalkost)

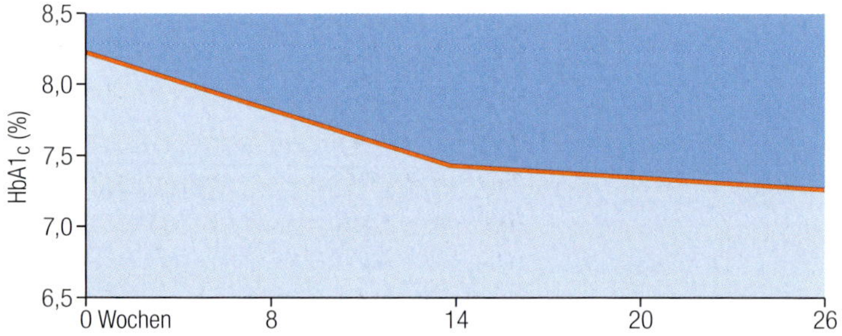

Veränderung des Blutinsulinwertes bei nicht insulinpflichtigen Diabetikern Typ 2 unter Aufnahme von 50 g Diabetiker Vitalkost pro Tag (Almased Vitalkost)

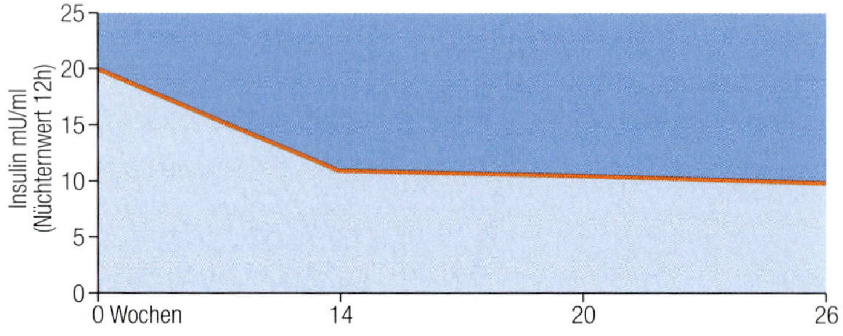

Praktisch und vielseitig

Diese positiven Wirkungen sind für jeden Diabetiker, der nicht Insulin spritzt, denkbar einfach und bequem zu erreichen: Das Soja-Joghurt-Honig-Pulver lässt sich einfach in Milch oder Fruchtsaft einrühren und wird so zu einem wohlschmeckenden Aperitif, der zudem Hunger beseitigt. In Dickmilch, Buttermilch oder Joghurt zusammen mit frischen Beerenfrüchten und zwei Esslöffeln Müsli wird es zu einer sättigenden und gesunden Mahlzeit.
Haben wir Ihnen Appetit gemacht, auf diese Weise etwas für Ihre Gesundheit zu tun? Am besten überzeugen Sie sich selbst. Die Soja-Milch-Honig-Vitalkost erhalten Sie in jeder Apotheke. Einige köstliche Vitalkost-Tipps, mit denen Sie Ihren Gaumen verwöhnen, finden Sie im Rezeptteil (siehe Seite 76f.) dieses Ratgebers.

Chrom und Zink – Turbo für das Insulin

Bei den meisten Diabetikern ist die Versorgung mit Chrom und Zink unzureichend. Das hängt damit zusammen, dass der Bedarf und die Verluste höher sind als bei Gesunden. Mit einer verbesserten Zufuhr lässt sich daher auch die Diabeteseinstellung noch erheblich verbessern. Zink ist entscheidend wichtig für die Speicherung von Insulin in der Bauchspeicheldrüse und seine Wirkung als Türöffner an den Zellen. Untersuchungen zeigen zudem, dass Menschen durch die regelmäßige Aufnahme von Zink auch im Alter geistig fit bleiben. Zink hilft bei der Blutbildung, stärkt das Immunsystem und schützt Sie somit vor gefährlichen Infektionen. Ganz wichtig ist Zink bei der Wundheilung, die bei vielen Diabetikern ein Problem ist.

INFO

Wenn Chrom fehlt, kann das Insulin nicht richtig wirken. Je besser Ihr Körper mit diesen Spurenelementen versorgt ist, desto besser ist Ihre Blutzuckereinstellung. Besonders empfehlenswert sind z.B. Diabeto Vital EFA Kapseln aus der Apotheke, insbesondere in der Kombination mit Vitalkost.

Herzmineral Magnesium

Magnesium ist als Bestandteil von Enzymen an mehr als 300 Vorgängen in unserem Stoffwechsel beteiligt. Jeder, der gezielt Magnesium zuführt, spürt es auch sofort. Es ist Baustoff von Knochen,

Zähnen, Sehnen, entspannt die Muskulatur und beruhigt die Nerven. Ein Mangel macht sich an »allen Ecken und Enden« im Körper bemerkbar. Wadenkrämpfe, Herz-Kreislauf-Probleme, Schwindel und Zittern sind ganz typische Anzeichen für eine schlechte Magnesiumversorgung. Diabetiker sind häufiger als Gesunde von einem Magnesiummangel betroffen. 180 mg Magnesium pro Tag sind zusätzlich sinnvoll.

Vitamin C und E – Diabetiker brauchen mehr

TIPP

Eine sinnvolle und preisgünstige Komplettkombination von Omega-3-Fettsäuren und Mikronährstoffen speziell für Diabetiker finden Sie z.B. in Diabeto Vital EFA (PZN 4407514), erhältlich in Apotheken.

Der Name spricht für sich (»Vita«= Leben): Vitamine sind lebensnotwendig. Es gibt in unserem Körper kaum einen Vorgang, an dem Vitamine nicht beteiligt sind. Insgesamt 13 Vitamine sind bekannt. Bis auf eine Ausnahme (Vitamin D) kann der Körper sie nicht selbst herstellen, wir müssen sie also möglichst täglich mit den Lebensmitteln und Getränken aufnehmen.

Ist Ihr Speiseplan abwechslungsreich, haben Sie schon mal eine gute Grundversorgung. Allerdings verlangt der Stoffwechsel des Diabetikers einige Besonderheiten. Über die vermehrte Urinausscheidung bei erhöhten Blutzuckerwerten geht das wasserlösliche Vitamin C verloren. Dabei gehört dieses Vitamin zu den wichtigsten Fängern der so genannten freien Radikale, die uns krank machen. Vitamin C ist nötig, damit Wunden und Verletzungen heilen. Diabetiker brauchen deshalb mehr Vitamin C. Etwa 80 Milligramm pro Tag sind ergänzend empfehlenswert.

Omega-3-Fettsäuren – die Multitalente

Omega-3-Fettsäuren gelten seit einigen Jahren als die großen Stars im Schutz vor Krankheiten. Dass sie unsere Blutgefäße vor Verstopfung bewahren und auf störende, gefährliche Blutfette einwirken, die Herz und Kreislauf bedrohen, ist schon lange bekannt.

Aber sie können noch viel mehr, sie:

- senken das Risiko, an Krebs oder Alzheimer zu erkranken.
- schwächen Entzündungen und allergische Reaktionen ab.
- lindern rheumatische Beschwerden.
- fördern die Heilung bei Entzündungen.
- machen uns stressresistent.
- sorgen für entspannte Muskeln.
- senken den Blutdruck.
- sorgen für eine gesunde und glatte Haut.
- verbessern die Leistungsfähigkeit des Gehirns.
- schützen Diabetiker vor gefährlichen Folgeerkrankungen.

Fisch ist die beste Quelle

Kaltwasserfische wie Makrele, Lachs, Hering oder Thunfisch sind besonders reich an diesen Multitalenten. Wenn Sie jede Woche eine bis zwei Portionen, am besten frisch zubereitet, geräuchert oder in eigenem Saft eingelegt, davon genießen, bleiben Sie gesund und munter »wie ein Fisch im Wasser«.

Sie mögen keinen Fisch? Keine Sorge, dann tun es auch Diabetiker-Vitalstoffpräparate mit einer guten Portion Omega-3-Fettsäuren aus der Apotheke. Etwa 300 Milligramm reine Fettsäuren (etwa 1 g Fischöl pro Tag) sind sinnvoll.

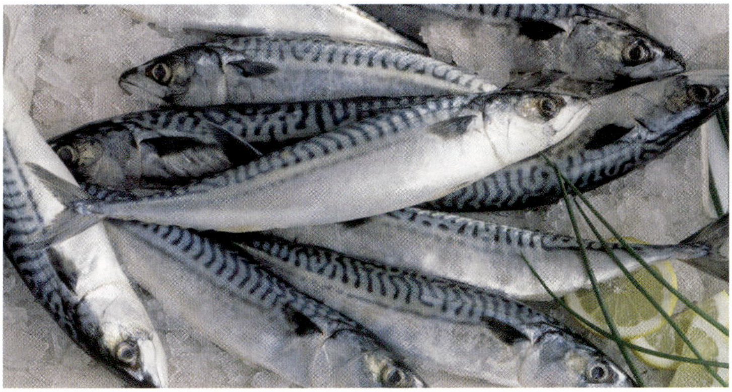

Makrelen und andere Kaltwasserfische sind eine hervorragende Quelle für Omega-3-Fettsäuren.

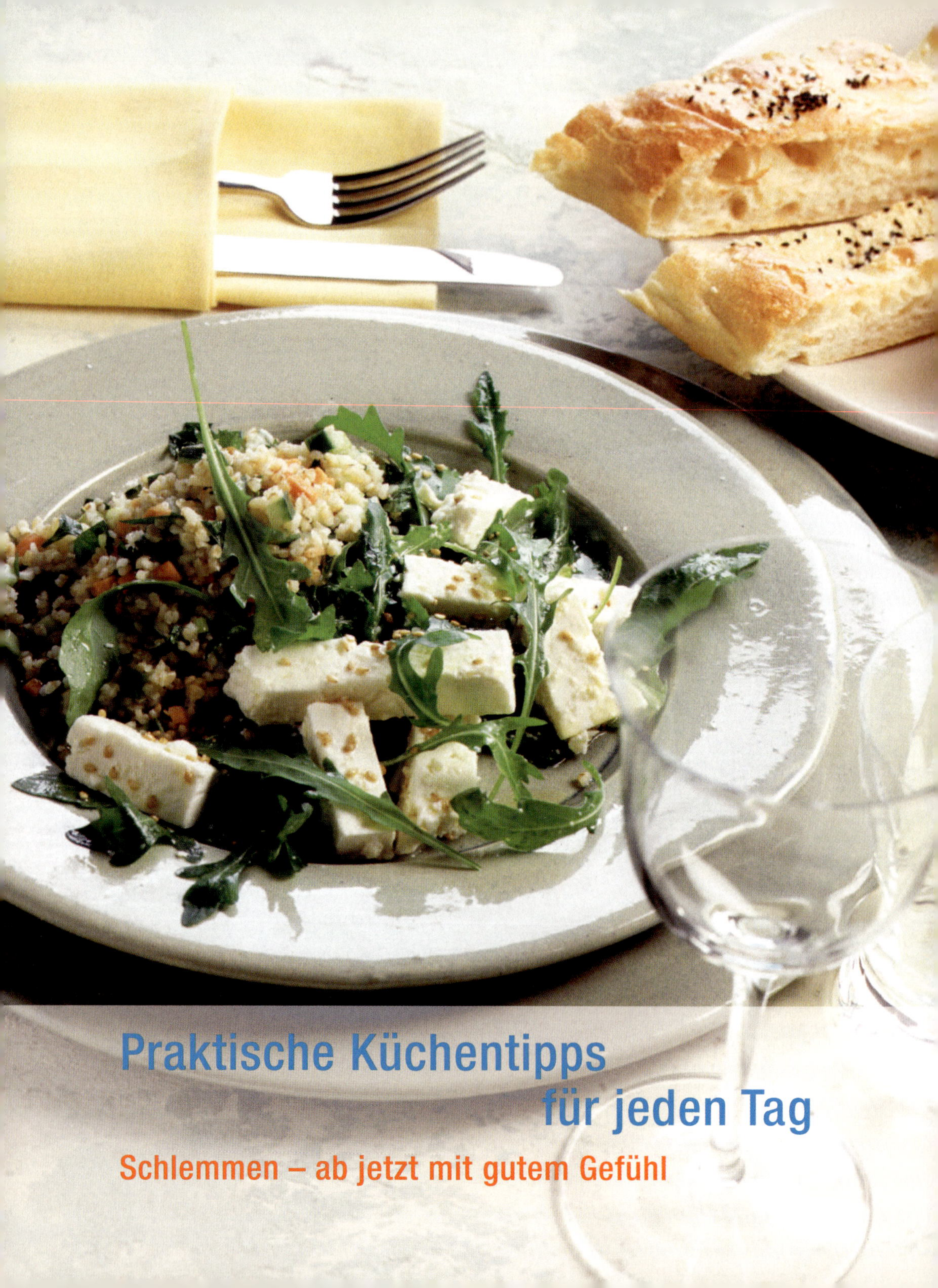

Praktische Küchentipps für jeden Tag

Schlemmen – ab jetzt mit gutem Gefühl

Erinnern Sie sich noch an Ihren letzten Urlaub in Italien, Südfrankreich oder Griechenland, an die leichte, gesunde und überaus leckere Küche in diesen Ländern rund ums Mittelmeer? Knackig frischer Salat mit einem Spritzer Olivenöl, Gemüse mit feldfrisch geernteten Kräutern, Früchte, frischer Fisch und gegrilltes Fleisch mit kleinen Portionen Pasta kommen hier jeden Tag auf den Tisch. Eisgekühltes Mineralwasser und ein leichter Rotwein verfeinern den Genuss. Diese gesunde mediterrane Kost empfehle ich Ihnen.

TIPP Wenn Sie die Küchentipps zusätzlich umsetzen, können Sie noch einmal Ihre Werte verbessern.

Fette – nur die besten sind gut genug!

Fette machen das Essen erst richtig schmackhaft. Und Fette machen fit. Aber die Richtigen müssen es sein, denn Fett ist nicht gleich Fett. Drei Gruppen von Fett sind zu unterscheiden:

- Fette mit vorwiegend gesättigten Fettsäuren
- Fette mit einfach ungesättigten Fettsäuren
- Fette mit mehrfach ungesättigten Fettsäuren

Zu den Fitmacher-Fetten gehören pflanzliche Öle, die reich an einfach und mehrfach ungesättigten Fettsäuren sind wie Olivenöl, Rapsöl, Walnussöl oder Sonnenblumenöl. Sie sollten deshalb in keiner Küche fehlen. Optimal profitieren Sie von der guten Qualität, wenn Sie verschiedene Öle kombinieren. Gesunde Fette sind auch in fetthaltigen Meeresfischen wie Lachs, Makrele, Thunfisch und Hering. Ihre Omega-3-Fettsäuren haben eine positive Wirkung auf die Blutfette, senken das Herzinfarktrisiko, verbessern die Blutzuckerwerte und halten die Fettverbrennung auf Trab. Auch Fleisch von Rindern, Schweinen oder Wild, die auf Wiesen und Weiden grasen durften, enthalten kleine Mengen gesunder Fettsäuren.

TIPP Auch Nüsse sind reich bestückt mit hochwertigen Fettsäuren. Sie halten unsere Gefäße elastisch, das Blut flüssig und bremsen die Arterienverkalkung. Gleichzeitig versorgen sie uns mit Vitamin E.

Belastende Fette

Es gibt auch Fette, die uns eher belasten. Sie finden sich in fettreichen Fleischstücken, fetten Wurstsorten, sahnigen Milchprodukten, allen frittierten Speisen und fettem Käse. Diese Fette sind es,

TIPP

Wenn Sie fettreduzierten Käse rechtzeitig vor dem Verzehr aus dem Kühlschrank nehmen, so dass er Raumtemperatur annehmen kann, dann schmeckt er viel besser.

die uns dick machen, die schwer und träge in den Fettpolstern sitzen und unsere Gesundheitswerte negativ beeinflussen. Auf diese Fette können Sie gut und gern verzichten. Achten Sie auf hochwertige Wurstwaren mit hohem Fleisch, aber niedrigem Fettanteil und auf fettreduzierte Käsesorten.

Zuckerteufelchen

Wie bei den Fetten gibt es auch bei den Kohlenhydraten erhebliche Qualitätsunterschiede. Kohlenhydrate sind z.B. reichlich in Hülsenfrüchten, Brot, Reis, Nudeln, Kartoffeln, Gebäck und Süßigkeiten enthalten. Schnelle Kohlenhydrate aus Zucker, Bonbons, Gebäck und hellem Brot schießen aus dem Darm ins Blut. Diese Kohlenhydrate werden mit drei Zuckerteufelchen gekennzeichnet. Die Bauchspeicheldrüse muss Höchstleistung bringen und viel Insulin abgeben, um diese Zuckerteufelchen zu bändigen. Die Folge: Ihr Blutzuckerwert fährt Achterbahn. Er schießt zunächst heftig nach oben, um nach einer ebenso heftigen Insulinausschüttung wieder schnell abzustürzen.

Die Ess-Spirale nimmt kein Ende

Das Problem dabei: Der Blutzucker fällt nicht nur auf ein normales Niveau, sondern noch darunter. Das macht Sie nervös und wieder hungrig. Genau aus diesem Grunde wird von der Lebensmittelindustrie Zucker so gerne eingesetzt. Der Verzehr und damit der Umsatz steigen! Der erhöhte Zuckerspiegel lockt erneut eine hohe Insulinausschüttung. Die Achterbahnfahrt nimmt kein Ende. Ein Teufelskreis beginnt, und das Gewicht steigt und steigt. Abnehmen ist – auch bei größter Willenskraft – unter diesen Bedingungen nicht möglich. Es fällt schwerer, eine kleine Menge Zucker (schnelle Kohlenhydrate) zu essen als gar keinen Zucker. Unsere Empfehlung daher: Drei Hauptmahlzeiten einnehmen und Zwischenmahlzeiten konsequent meiden, wenn Sie das Gewicht reduzieren wollen. Bei Appetit auf Süßigkeiten bis zur nächsten Hauptmahlzeit warten und direkt im Anschluss die Süßigkeiten essen. Die Vorteile sind, dass der Blutzuckerpegel abfällt bzw. flacher verläuft. Ergebnis: Der Blutzucker ist niedriger, und Sie nehmen innerhalb einiger Wochen sogar allein durch diese Maßnahme recht ordentlich ab. Durch die Hauptmahlzeiten sind Sie aber gut gesättigt und verspüren keinen Hunger.

So besiegen Sie den Hunger auf Süßes

Wie schafft man die Umstellung? Es gibt zwei einfache Regeln:

1. Essen Sie drei Hauptmahlzeiten am Tag und meiden Sie Zwischenmahlzeiten. (Ausnahme: Kinder und Typ-I-Diabetiker). Dadurch fällt der Insulinpegel, und die Fettverbrennung startet.
2. Lebensmittel mit schnellen Kohlenhydraten, u.a. auch Getränke (siehe Liste) generell meiden. Zwei Tage durchhalten, danach funktioniert es wie von selbst. Wir haben die ungünstigen Lebensmittel mit Zuckerteufeln gekennzeichnet. Zwei und drei Zuckerteufel bedeuten: Unbedingt während des Abnehmens meiden. Lebensmittel mit einem Zuckerteufel sind o.k. Wenn Sie Ihr Zielgewicht erreicht haben, können Sie ab und zu auch mal zwei oder drei »Zuckerteufel« zu sich nehmen. Aber Vorsicht – diese setzen gleich wieder einen verhängnisvollen Kreislauf in Gang.

INFO

Zucker wird oft unter einem anderen Namen versteckt: Saccharose, Glukose, Dextrose, Honig, Sirup, Milchzucker (Lactose), Malzzucker (Maltose), Invertzucker. Schnelle Auskunft über den Zuckergehalt eines Lebensmittels gibt unsere Zuckerteufeltabelle.

Gemüse und Obst – fünf am Tag

Obst und Gemüse haben so fantastische Wirkungen auf Ihre Gesundheit, dass Sie ohne Bedenken jeden Tag mindestens drei Portionen Gemüse und zwei Portionen Obst essen können, das Obst am besten zum Abschluss der jeweiligen Hauptmahlzeit. Alle Sorten liefern reichlich Vitamine, Mineralstoffe, Spurenelemente und sekundäre Pflanzenstoffe, die uns gesund und widerstandskräftig halten. Wenn Sie mittags die Nudel-, Reis- oder Kartoffelbeilagen durch Gemüse, Salat oder Hülsenfrüchte ersetzten, sparen Sie automatisch dick machende und Blutzucker erhöhende Kohlenhydrate ein. Der Vorteil: Sie können nach Herzenslust zulangen, es gibt keine Mengenbegrenzung!

Zuckerteufeltabelle

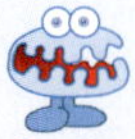

Lebensmittel	Portionsgröße	Zuckerteufel
Brot und Backwaren		
Reiscracker	25 g	2
Baguette	30 g	2
Croissant	57 g	2
Roggenvollkornbrot	30 g	1
Pumpernickel	30 g	1
Roggen-Knäckebrot	25 g	2
Weizenvollkornbrot	50 g	2
Roggensauerteigbrot	50 g	2
Weizenvollkornbrot	50 g	2
Roggensauerteigbrot	50 g	2
Fladenbrot	50 g	2
Beilagen		
Langkornreis, weiß, 15 Min. gekocht	150 g	3
Parboiled Reis	150 g	2
Brauner Reis	150 g	2
Spaghetti aus Hartweizengrieß, 8 Min. gegart	200 g	3
Vollkornspaghetti	200 g	2
Kartoffelpüree, instant, zubereitet	250 g	3
Gekochte Kartoffeln	150 g	2
Frühstückscerealien		
Choco-Pops (Puffreis mit Kakaogeschmack)	30 g	3
Cornflakes	30 g	3
Kellog's Frosties	30 g	2
Haferflocken-Porridge	250 g	2
Müsli, natur	30 g	1

Lebensmittel	Portionsgröße	Zuckerteufel
Obst		
Bananen	120 g	2
Äpfel	120 g	1
Kirschen	120 g	1
Erdbeeren	120 g	1
Wassermelonen	120 g	1
Weintrauben, hell	120 g	1
Orangen	120 g	1
Gemüse / Hülsenfrüchte		
Karotten gekocht	200 g	1
Grüne Bohnen	150 g	2
Linsen	150 g	1
Kidneybohnen	150 g	1
Erbsen, grün (TK, gekocht)	150 g	1
Erbsen, getrocknet, gekocht	150 g	1
Kidneybohnen (Konserve)	150 g	1
Milchprodukte		
Vollmilch	250 ml	1
Joghurt	200 g	1
Fruchtjoghurt fettarm mit Zucker	200 g	1
Fruchtjoghurt fettarm mit Süßstoff	200 g	1
Sojamilch 3% Fett	250 ml	1
Getränke		
Apfelsaft, klar ohne Zuckerzusatz	250 ml	2
Apfelsaft, naturtrüb ohne Zuckerzusatz	250 ml	1
Orangensaft, ohne Zuckerzusatz, aus Konzentrat	250 ml	2
Tomatensaft, ohne Zuckerzusatz	250 ml	1

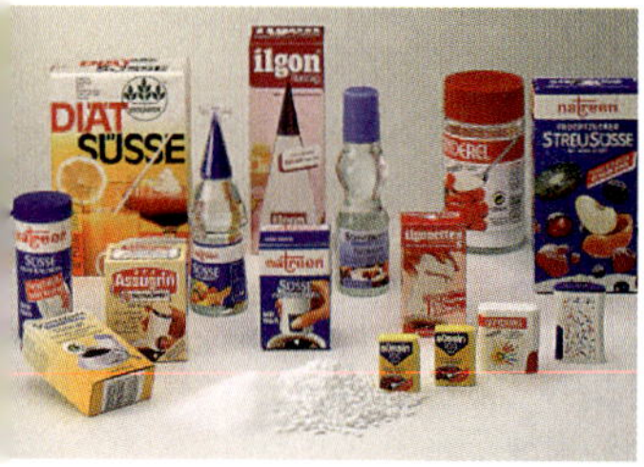

Süßstoffe sparsam oder gar nicht einsetzen. Sie werden teilweise in der Tiermast eingesetzt!

Süßstoffe und Zuckeraustauschstoffe

Süßstoffe haben den Vorteil, dass sie keine Kalorien haben und den Blutzucker nicht beeinflussen. Schon kleinste Mengen reichen aus, um den gleichen Süßgeschmack wie bei Zucker zu erreichen. Zu den Süßstoffen zählen Saccharin, Cyclamat, Acesulfam K, Aspartam und Thaumatin. Sie sind gesundheitlich unbedenklich, aber trotzdem nicht empfehlenswert.

Ebenfalls keine wirkliche Alternative zu Zucker sind Zuckeraustauschstoffe. Im Gegensatz zu Süßstoffen haben sie Kalorien und lassen auch den Blutzucker bei größeren Mengen geringfügig ansteigen. Die meisten verursachen bei häufigem Genuss Blähungen und Durchfall. Zuckeraustauschstoffe sind Fruchtzucker (Fruktose), Sorbit, Xylit, Mannit, Isomalt, Maltit, Lactit und Polydextrose. Diabetikerprodukte sind häufig mit Zuckeraustauschstoffen gesüßt. Dabei enthalten sie mindestens genauso viel Fett und Kalorien wie normal gezuckerte Naschereien.

TIPP

Manche Patienten reagieren auf Süßstoffe mit einem verstärkten Appetit. Probieren Sie es einfach einmal aus. Trinken Sie 1/4 Liter einer zuckerfreien, süßstoffhaltigen Limonade. Wenn Sie 1/2 Stunde danach Hunger verspüren, dann gilt für Sie: Süßstoffe meiden!

Schlechter als sein Ruf – Fruchtzucker

Ganz besonders ungünstig ist für Sie die Fruktose, wie man erst seit kurzem weiß. Noch stärker als Glukose zerstört Fruktose Körpereiweiß. Fruktose hat außerdem eine negative Wirkung auf Ihre Blutfettwerte. Der Anteil der schlechten Blutfette wächst. Vielleicht hat der Arzt bei einer Ihrer Diabetes-Kontrolluntersuchungen auch schon den Fruktosamin-Test gemacht. Ähnlich wie der $HbA1_C$-Wert repräsentiert der Fruktosaminwert alle verzuckerten Eiweiße im Blutserum der letzten beiden Wochen. Je höher der Wert ist, desto schlechter ist Ihre Blutzuckereinstellung.

Eiweiß bremst den Blutzucker

Eiweiß ist der Stoff, aus dem das Leben ist. Jede Zelle in unserem Körper braucht Eiweiß als Baustoff. Und Eiweiß hat im Körper ganz fantastische Wirkungen. Wenn Sie in Ihren Mahlzeiten Kohlenhydrate gegen Eiweiß austauschen, bleibt Ihr Blutzuckerwert unten.

Eiweißreiche Lebensmittel machen lange satt, stärken die Knochen, lassen die Fettpolster schmelzen und zusammen mit Bewegung die Muskelkraft wachsen. Auch die Blutfettwerte und der Blutdruck normalisieren sich. Eine Top-Eiweißqualität bekommen Sie, wenn Sie tierische und pflanzliche Eiweißlieferanten miteinander kombinieren. Das bringt den Stoffwechsel auf Trab. Besonders günstig ist z.B. Linsensuppe mit Vollkornbrot und als Nachspeise Joghurt, Bohneneintopf mit Naturreis oder eine kleine Portion Pellkartoffeln mit Quark oder Rührei. Nur Diabetiker, die bereits Nierenschäden aufweisen, müssen beim Eiweiß aufpassen. Darüber wird Sie jedoch Ihr Arzt rechtzeitig informieren.

INFO

Eiweißreiche Lebensmittel sind mageres Fleisch, fettarme Milch und Milchprodukte, Nüsse und Samen, getrocknete, frische und tiefgekühlte Erbsen und andere Hülsenfrüchte, Vollkornbrot und Sojaprodukte.

Gut essen und trinken nach dem Ernährungsdreieck

Das Ernährungsdreieck (siehe Abb.) ist die ideale Basis für Ihren täglichen Speiseplan. Es ist nicht nur für Diabetiker empfehlenswert, sondern auch für alle anderen, die schlank bleiben wollen und gar nicht erst an Diabetes, Krebs oder Herzinfarkt erkranken möchten. Es ist ein Garant für Wohlbefinden.

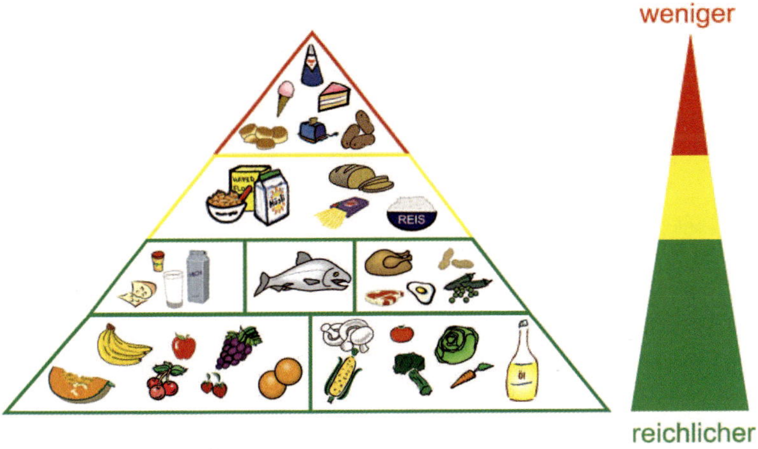

TIPP

Auch schonende Garmethoden sind wichtig: Kochen, Dämpfen, Dünsten ist der Vorzug zu geben vor Braten, Frittieren oder Schmoren.

Ärzte haben beobachtet, dass sich bei Diabetikern, die nach den Empfehlungen dieses Ernährungsdreiecks essen und trinken, die Blutzuckereinstellung wesentlich verbessert. Nach ihren Erfahrungen wird der Insulinbedarf gesenkt, nicht selten können Medikamente zur Blutzuckersenkung sogar wieder abgesetzt werden.

Die wichtigsten Empfehlungen

- Gemüse und Salate, Früchte und Beeren sind die Basis Ihrer Ernährung. Mindestens fünf Portionen sollten täglich auf Ihrem Speiseplan stehen. Je größer die Vielfalt, desto besser, denn Obst und vor allem Gemüse haben kaum Einfluss auf den Blutzuckerwert, machen lange satt und schützen vor Krankheiten.
- Zum Kochen, Backen und Braten sind hochwertige pflanzliche Öle wie Oliven-, Raps- oder Walnussöl zu empfehlen. Sie schmecken fantastisch und sorgen für gute Gesundheitswerte.
- Viele eiweißreiche Schlankmacher: Milch, Joghurt, Buttermilch, Käse, Nüsse, Hülsenfrüchte, fettarmes Fleisch, fettreiche und fettarme Fische.
- Kohlenhydrathaltige Lebensmittel wie Brot, Nudeln und Reis sollten nur als kleine Beilage auf Ihrem Teller erscheinen. Dabei ist Produkten aus dem vollen Korn unbedingt der Vorzug zu geben. Sie haben einen günstigeren Einfluss auf Ihren Blutzucker und Ihr Wohlbefinden.
- Helles Brot und Gebäck, weißer geschälter Reis und mit Zucker gesüßte Erfrischungsgetränke sind eher ungünstig. Auch die Kartoffeln stehen an der Spitze des Dreiecks. Ähnlich wie bei Süßigkeiten schießen ihre Zuckerbausteine ins Blut und bewirken einen richtigen Zuckerkick. Keine Sorge, Sie müssen auf die beliebte Knolle nicht ganz verzichten. Da ihre Wirkung auf den Blutzucker von der Art der Zubereitung abhängt, empfehle ich Ihnen kleine Portionen als Pellkartoffel oder Kartoffel aus der Folie, mit Schale gegart, zu genießen.
- Besonders günstige Durstlöscher sind Leitungswasser, Mineralwasser oder ungesüßte Tees.

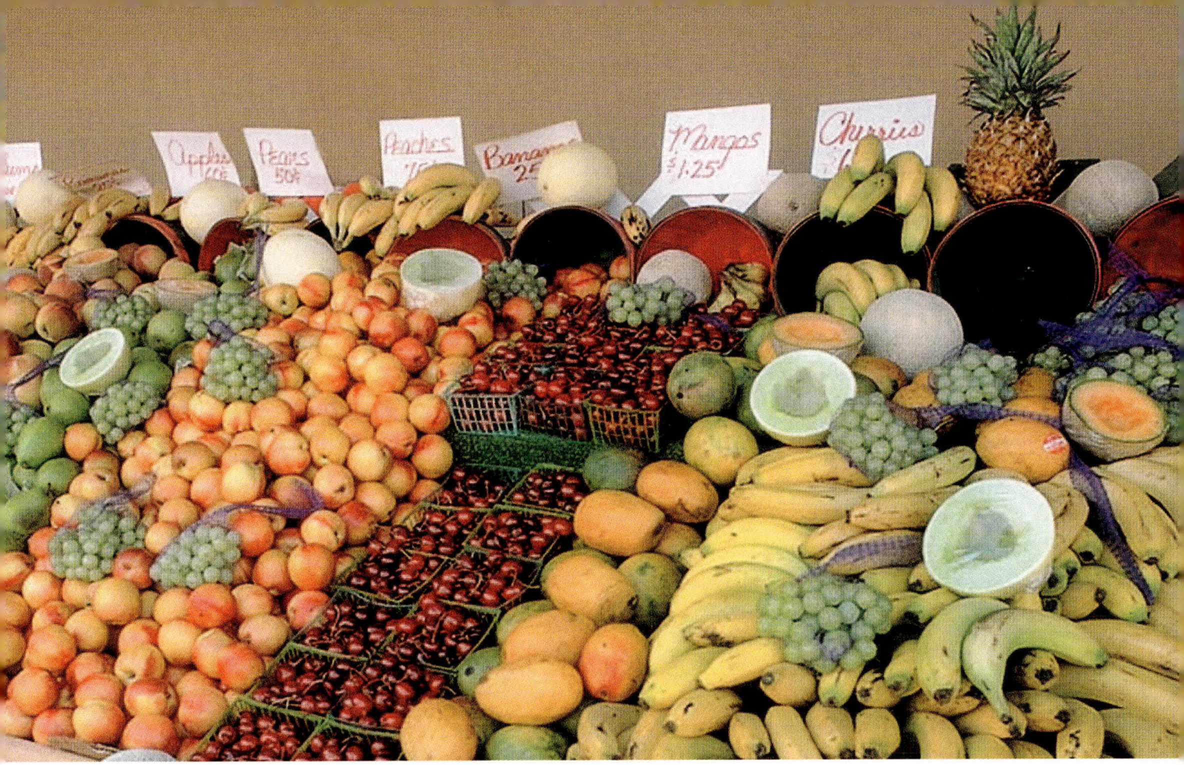

Frisches Obst und Gemüse sollten mindestens fünfmal am Tag auf Ihrem Speiseplan stehen.

M.O.B.I.L.I.S. – Programm der Barmer Ersatzkasse

Schon viele Diabetiker haben mit M.O.B.I.L.I.S ihren Blutzucker und ihr Gewicht in den Griff bekommen. M.O.B.I.L.I.S. ist ein sportmedizinisches Schulungsprogramm, das von der Universität Freiburg und der Deutschen Sporthochschule Köln entwickelt und getestet wurde. Sein Name ist Konzept: Multizentrisch organisierte bewegungsorientierte Initiative zur Lebensstiländerung. Bei M.O.B.I.L.I.S zeigen Ihnen Experten aus den Bereichen Ernährung, Bewegung, Medizin und Psychologie in Theorie und Praxis, welche Vorteile ein gesunder Lebensstil mit sich bringt.

Sogar Politiker bürgen für den Erfolg. Mehr als 20 Bundestags- und Europa-Abgeordnete haben die Patenschaft für dieses bundesweit angebotene Programm übernommen.

Ganz wichtig zu wissen: Die Krankenkassen unterstützen die Teilnahme. Alle Versicherten der Barmer Ersatzkasse bekommen den größten Teil der Teilnahmegebühren erstattet. Versicherten anderer Kassen steht M.O.B.I.L.I.S ebenfalls offen. Wenn Sie neugierig geworden sind, erkundigen Sie sich doch einfach bei Ihrer Krankenkasse oder direkt bei dem M.O.B.I.L.I.S-Team unter 0761-503910 oder www.mobilis-project.de

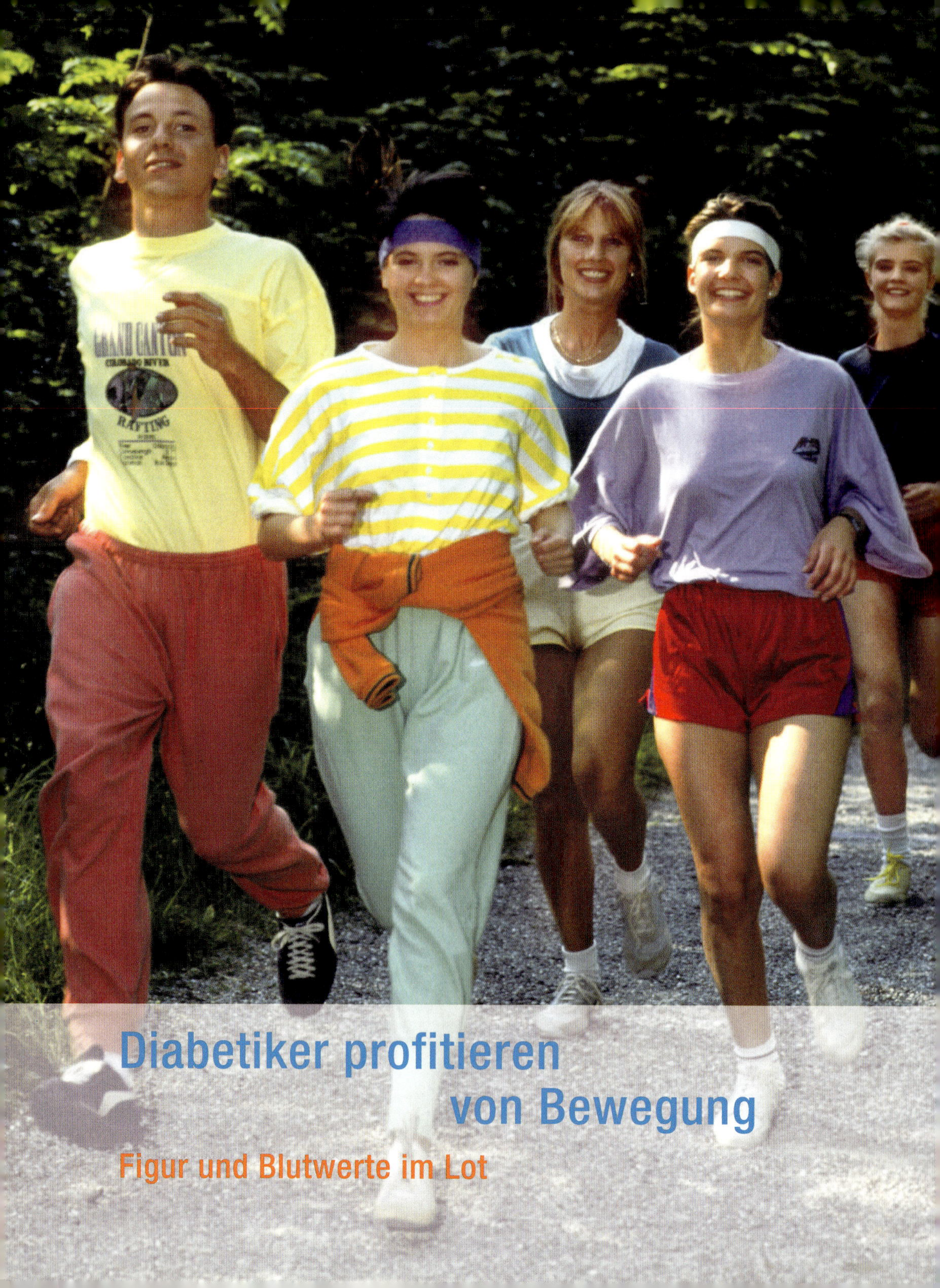

Diabetiker profitieren von Bewegung

Figur und Blutwerte im Lot

Hätten Sie gedacht, dass die meisten von uns täglich nicht mehr als 500 Meter zu Fuß gehen? Fernsehen, Computer, Auto, Fahrstuhl und Rolltreppe sorgen dafür, dass wir viele Stunden des Tages nahezu bewegungslos verbringen. Das mag zwar kurzfristig bequem sein, hat aber langfristig Folgen für unsere Gesundheit. Rückenschmerzen, Muskel- und Gelenkerkrankungen, Bluthochdruck, Übergewicht, Herzkrankheiten und Diabetes nehmen aufgrund dieser körperlichen Unterforderung immer mehr zu.
Dabei sind wir von unserer Entwicklung her eigentlich keine trägen und bewegungsarmen, sondern eher bewegungsfreudige Wesen. Essen, Trinken und Bewegung waren in der Steinzeit zwangsläufig miteinander verbunden. Nur wer reichlich Kraft und gute Kondition hatte, war auf der Suche nach Wasser und Nahrung erfolgreich. Entsprechend muskulös und gesund waren die Steinzeitmenschen. In diese Zeiten wollen wir natürlich nicht zurück, aber wir müssen unserem Körper anscheinend einen Ausgleich bieten, damit er reibungslos funktioniert.

Viele Argumente für mehr Bewegung

- Bewegung stärkt das Immunsystem: Menschen, die sich regelmäßig bewegen, haben seltener Schnupfen, Husten, Halsschmerzen oder Grippe, weil das Immunsystem mehr Power hat. Alterungsprozesse des Gehirns laufen bei einem trainierten Immunsystem langsamer ab. Wer sich bewegt, bleibt auch geistig länger fit.
- Bewegung sorgt für gute Laune und gesunden Schlaf: Ein ausgedehnter Spaziergang durch den Wald lässt das Stimmungsbarometer steigen. Große Probleme werden kleiner, Wut und Ärger sind wie weggeblasen.
- Bewegung hält die Knochen stabil: Wer regelmäßig im Garten arbeitet, spazieren geht oder mit dem Fahrrad unterwegs ist, ist gut vor Osteoporose geschützt. Bewegung regt die Knochen bildenden Zellen an. Unter der Sonneneinstrahlung bildet der

TIPP

Wer sich regelmäßig bewegt, sieht vieles durch eine gelassenere Brille, regt sich nicht mehr so schnell auf und bleibt auch in Stresssituationen entspannt.

Körper das für den Knochenstoffwechsel notwendige Vitamin D. Es sorgt dafür, dass immer genügend Kalzium als Knochenbaustoff nachgeliefert wird.

- Bewegung macht eine gute Figur: Bewegung lässt die Fettpolster schmelzen, schützt und strafft die Muskulatur. Ihr Aussehen verändert sich positiv. Und das Beste daran ist: Dies geschieht auch noch, wenn Sie schlafen.

Was Diabetiker bei Übungen beachten sollten

INFO

Bewegung senkt den Blutzuckerspiegel: Wenn Muskelzellen arbeiten, brauchen Sie mehr Energie und damit mehr Zucker. Sie reagieren empfindlicher auf Insulin und brauchen weniger davon. Viele Diabetiker halten allein durch tägliche körperliche Aktivität in Kombination mit einer Vitalkost über viele Jahre ihren Blutzucker im Griff.

Bewegung senkt den Blutzuckerspiegel und verstärkt die Insulinwirkung. Daher müssen Diabetiker, die Insulin spritzen oder Sulfonylharnstoffe enthaltende Tabletten einnehmen, vor der körperlichen Aktivität einige Vorsichtsmaßnahmen treffen. Dann wird jede Art von Bewegung Ihr Wohlbefinden deutlich steigern. Sie werden Spaß daran haben, täglich einmal Ihre Muskeln zu spüren. Regelmäßige Bewegung fördert das Selbstbewusstsein!

Sulfonylharnstoffe geringer dosieren

Wenn Sie Sulfonylharnstoffe als Tabletten einnehmen, kann es je nach Intensität und Dauer der körperlichen Aktivität nötig sein, die Dosis zu verringern oder die Tablette davor sogar ganz wegzulassen. Dabei kann eine lange, eher leichte Belastung durch einen zweistündigen Spaziergang den Blutzucker stärker senken als eine kurze, aber intensive körperliche Belastung durch eine halbe Stunde Gartenarbeit. Es ist sehr wichtig, dass Sie Ihr Blutzuckermessgerät immer dabei haben. Wenn Sie merken, dass Ihr Blutzucker zu tief absinkt, müssen Sie sofort schnell wirksame Kohlenhydrate wie Traubenzucker, Fruchtsaft oder Obst zu sich nehmen.
Wenn Sie mit Insulin behandelt werden, müssen Sie vor der körperlichen Aktivität weniger spritzen. Dabei hängt das Ausmaß der Reduktion wieder von der Art und der Dauer der Bewegung ab.

Wenn Sie sich spontan von Freunden zu einer Wanderung überreden lassen und Ihr Insulin bereits gespritzt haben, müssen Sie vorher zusätzliche Kohlenhydrate, so genannte »Bewegungs-BEs« essen. Als Faustregel gilt: pro Stunde körperlicher Aktivität mittlerer Intensität ca. ein bis zwei Broteinheiten in Form von Fruchtsaft, Obst oder Keksen. Wenn Sie über mehrere Stunden unterwegs sein wollen, sind langsame Kohlenhydrate aus Müsliriegeln oder belegten Brötchen sinnvoller.

Blutzucker mehrmals messen

Gehen Sie nie ohne Blutzuckermessgerät und Traubenzucker in der Tasche aus dem Haus. Es ist ratsam, vor, nach und bei längerer Dauer auch während jeder körperlichen Bewegung den Blutzucker zu messen. Ein Start bei zu niedrigem oder zu hohem Blutzuckerspiegel kann gefährlich werden.
Wenn Sie die Werte regelmäßig in Ihrem Tagebuch festhalten, lernen Sie die Reaktionen Ihres Körpers auf Bewegung und auf Ihre Vorbereitungsmaßnahmen gut kennen. Das schafft Sicherheit.

Mehr Spaß in der Gruppe

Sich gemeinsam körperlich zu bewegen macht mehr Spaß. Damit Sie auch für den Notfall geschützt sind, sollten Sie Ihre Begleitung vorher in die Erste-Hilfe-Maßnahmen bei einer Unterzuckerung einweisen. In Deutschland gibt es übrigens viele Bewegungsgruppen speziell für Diabetiker. Dort bekommen Sie Anleitungen von Experten und gleichzeitig die Chance, sich mit anderen Betroffenen auszutauschen. Ihr Diabetes-Arzt und sein Team können Ihnen geeignete Adressen liefern.

Bewegung fängt im Alltag an

Es müssen nicht gleich Höchstleistungen sein. Auch Bewegung im Alltag steigert Ihr Wohlbefinden und senkt den Blutzuckerpegel. Es gibt zahlreiche Möglichkeiten:

TIPP

Bevor Sie mit solch einem intensiveren körperlichen Training beginnen, sollten Sie unbedingt mit Ihrem Arzt darüber sprechen. Gehen Sie erst an den Start, wenn er Ihnen »grünes Licht« gegeben hat.

- Lassen Sie Aufzüge und Rolltreppen links liegen und nehmen Sie die Treppe.
- Gehen Sie zum Einkaufen zu Fuß.
- Machen Sie es sich zur angenehmen Gewohnheit, jeden Tag 30 Minuten die Natur zu genießen, mit dem Fahrrad oder zu Fuß.
- Steigen Sie einfach einmal eine oder zwei Haltestellen früher aus dem Bus und gehen einige Minuten.
- Treffen Sie sich mit Ihren Bekannten zum Stadtbummel anstatt zum Kaffeetrinken.
- Wagen Sie einmal wieder ein Tänzchen.
- Lassen Sie sich von Kindern oder Enkelkindern zum Ballspielen und Toben überreden.
- Auch Hausarbeiten wie Fensterputzen, Staubsaugen oder Fegen sind körperliche Aktivitäten.

Übungen für zwischendurch

Planen Sie jeden Tag 15 Minuten für Gymnastik ein. Das kann auch vor dem Fernsehsessel sein. Hier ein paar Anregungen:

- Ziehen Sie abwechselnd die rechte und die linke Schulter zu den Ohren.
- Krallen Sie die Zehen auf dem Fußboden fest.
- Lassen Sie die Fußgelenke kreisen.
- Heben Sie abwechselnd den rechten und den linken Unterschenkel an und halten ihn zwei Minuten oben.
- Drehen Sie den Kopf langsam im Wechsel zur rechten und zur linken Schulter.

Optimal – Ausdauerbewegung

Allen, die Knochen, Muskeln, Herz, Gelenken, Blutdruck und Blutzucker noch mehr Gutes tun wollen, empfehlen wir Ausdaueraktivitäten wie Radfahren, Walking (schnelles Gehen) oder Laufen, Schwimmen, Skilanglauf oder Golf. Diese Sportarten haben einen

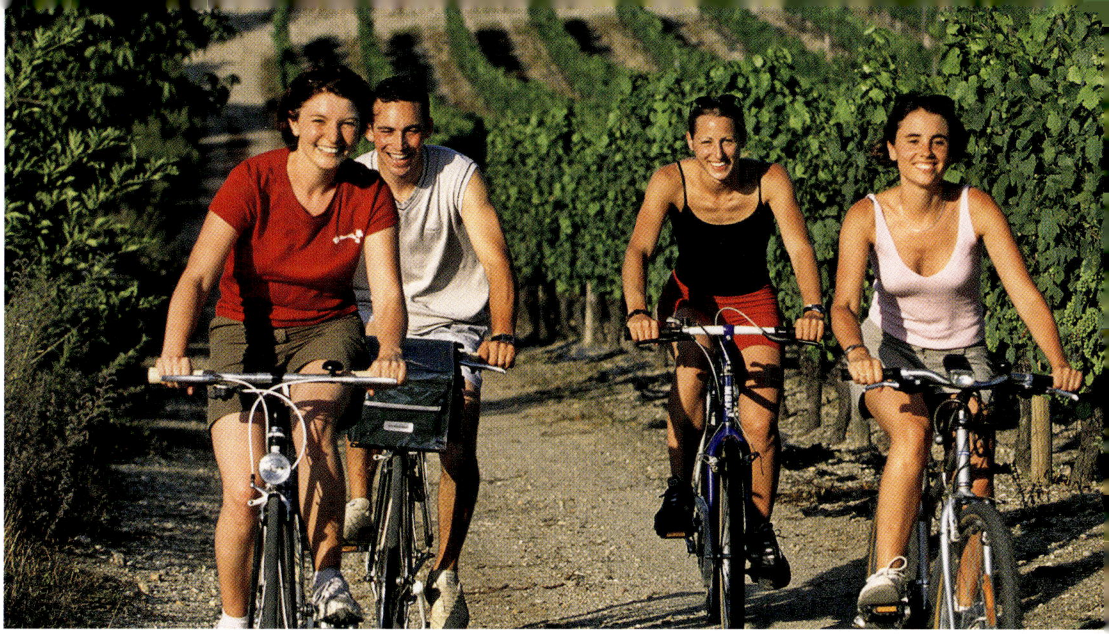

Radfahren in netter Gesellschaft macht Spaß, erhöht die Ausdauer und verbessert die Blutzuckerwerte.

besonders günstigen Effekt auf Ihren Körper. Auch dabei müssen Sie keine Höchstleistung erbringen. Optimal ist eine Aktivität zwei- bis dreimal pro Woche für 30 bis 45 Minuten. Für den Anfang reicht auch einmal wöchentlich.

Den Spaßfaktor genießen

Für Ihr Durchhaltevermögen ist es wichtig, dass Sie sich eine Aktivität suchen, die Ihnen Spaß macht und die sich ohne Probleme in Alltag oder Berufsleben unterbringen lässt. Allein fällt es häufig schwer. Und Bewegung mit Gleichgesinnten macht mehr Spaß.

Örtliche Sportvereine und Landessportverbände, Krankenkassen, Volkshochschulen bieten für viele Sportarten Kurse unter fachlicher Anleitung an. Angebote speziell für Diabetiker gibt es auch bei den Landesverbänden des Deutschen Diabetikerbundes oder bei der Internationalen Vereinigung Sport treibender Diabetiker (siehe auch »Nützliche Adressen« im Anhang Seite 95).

Weniger ist mehr! Überforderung verringert den Spaßfaktor bei der Bewegung und ist ungesund. Ideal ist eine langsame und gleichförmige Bewegung. Wenn Sie sich beim Schwimmen, Laufen oder Fahrradfahren noch gut unterhalten können, ist die Belastung gerade richtig. Lassen Sie es also lieber langsam angehen. Wenn Sie im Anschluss zufrieden und stolz auf sich sind, werden Sie das regelmäßige körperliche Training zu einer angenehmen Gewohnheit machen, auf die Sie nicht mehr verzichten möchten.

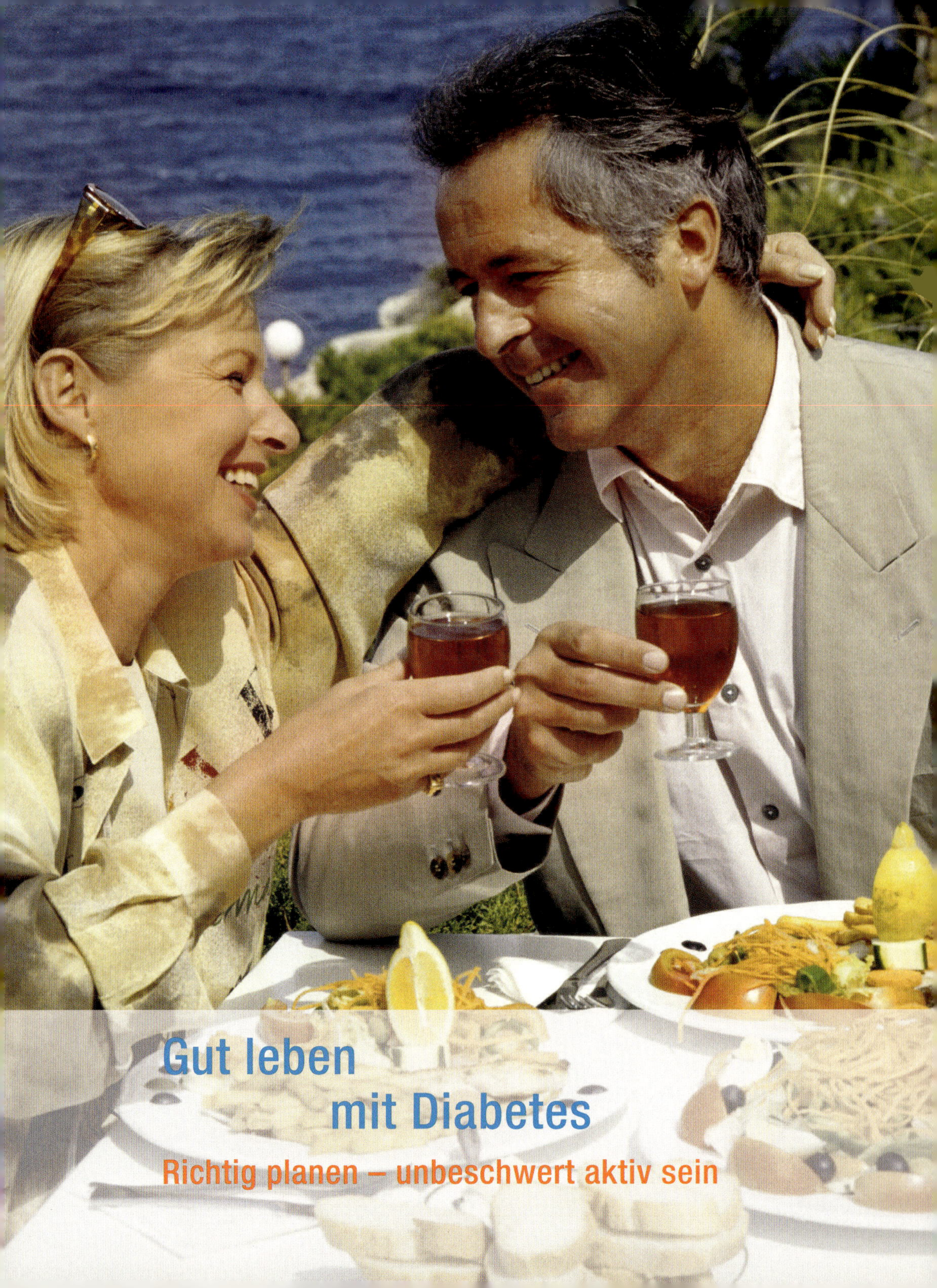

Gut leben mit Diabetes

Richtig planen – unbeschwert aktiv sein

Kennen Sie solche Situationen? Herr M. ist schon seit acht Uhr im Büro. Ein Kundentermin jagt den nächsten. Zwölf Uhr, der Magen knurrt, es ist Zeit für die Mittagspause und damit Zeit für seine Insulinspritze.

Auf dem Weg zu seinem Lieblingsitaliener trifft er seine Kollegin, die noch unbedingt seinen Ratschlag braucht und ihm auch die Fotos aus dem letzten Urlaub zeigen möchte. Im Nu ist die Mittagspause vorbei, und auch der Hunger ist weg. Der nächste Kunde wartet schon.

Am Nachmittag steht ein wichtiges Gespräch mit dem Chef auf dem Terminkalender. Herr M. merkt, wie ihm übel wird, er kann sich nicht auf das Gespräch konzentrieren, Schweiß bricht aus, seine Hände zittern. Jetzt weiß er: Es droht eine Unterzuckerung. Sein Körper braucht unbedingt Energie in Form von Kohlenhydraten. Schnell nimmt er Traubenzucker zu sich, den er immer griffbereit in der Hosentasche mit sich trägt.

INFO

Da die Nervenzellen im Gegensatz zu den meisten Körperzellen ausschließlich Zucker als Treibstoff brauchen, um arbeiten zu können, reagieren sie auf Blutzuckerschwankungen besonders empfindlich.

Achtung – Unterzuckerung

Alle Diabetiker, die Insulin spritzen oder Tabletten vom Typ Sulfonylharnstoffe einnehmen, können eine Unterzuckerung (Hypoglykämie) bekommen. Bei einer Unterzuckerung ist der Blutzuckerspiegel so niedrig, dass der Körper nicht mehr ausreichend mit Energie versorgt wird. Leichte Unterzuckerungen sind unangenehm, schwere Unterzuckerungen können gefährlich werden. Deshalb ist es wichtig, dass Sie sich mit Unterzuckerungen auskennen und die Symptome erkennen. Sie müssen auch wissen, wie Unterzuckerungen zu behandeln sind und was zu tun ist, damit es gar nicht erst dazu kommt.

So zeigt sich eine Unterzuckerung

Der kritische Zuckerwert im Blut ist bei den meisten Diabetikern 50 mg/dl. Fällt er darunter, zeigen sich erste Signale einer Unterzuckerung:

- Schweißausbruch
- Blässe
- Herzklopfen
- Zittern
- Heißhunger
- Angst und Unruhe

Bei einigen Diabetikern reagieren die Zellen schon bei einem Blutzuckerwert von 60 mg/dl auf die schlechte Energieversorgung. Der Körper gesunder Menschen löst dieses Problem, indem er Zuckerreserven aus der Leber mobilisiert. Bei Diabetikern funktioniert dieses Notfallprogramm nicht. Wenn der Blutzucker weiter sinkt, zeigen sich:

- Denkstörungen
- Konzentrationsstörungen
- Kopfschmerzen
- Sehstörungen
- Benommenheit
- Aggressivität
- Bewusstlosigkeit und Krampfanfälle

TIPP

Unterzuckerungen haben immer Vorfahrt. Egal, ob Sie gerade im Kino einen spannenden Film sehen oder der Chef Sie zu einem Gespräch ruft, Unterzuckerungen müssen schnell und bei den ersten Anzeichen behandelt werden. Warten Sie nicht, sondern werden Sie sofort aktiv, denn sie verschwinden niemals von allein.

Schwere Unterzuckerungen mit Bewusstlosigkeit können zu bleibenden Schäden führen, besonders, wenn sie häufig auftreten und lange dauern. Auch leichte Unterzuckerungen können gefährlich werden, vor allem dann, wenn sie sich während einer Fahrradtour, im Auto oder auf der Leiter beim Hausanstrich zeigen.

So wird eine »Hypo« richtig behandelt

Es ist sehr wichtig, dass Sie bei den ersten Anzeichen einer Hypoglykämie schnell wirksame Kohlenhydrate in Form von Traubenzucker (möglichst in flüssiger Form), Fruchtsaft oder gezuckerter Limonade zu sich nehmen. Lebensmittel mit hohem Fettanteil wie z.B. Schokolade oder Speiseeis sind zur Behandlung eines Unterzuckers nicht geeignet. Ebenso ungeeignet sind Diätprodukte und Light-Limonade.

Bei körperlicher Aktivität sinkt der Blutzucker noch weiter. Wenn Sie gerade zu Fuß oder mit dem Fahrrad unterwegs oder mit dem Hausputz beschäftigt sind, setzen Sie sich möglichst sofort hin und ruhen sich aus. Machen Sie erst weiter, wenn Sie sich wieder besser fühlen.

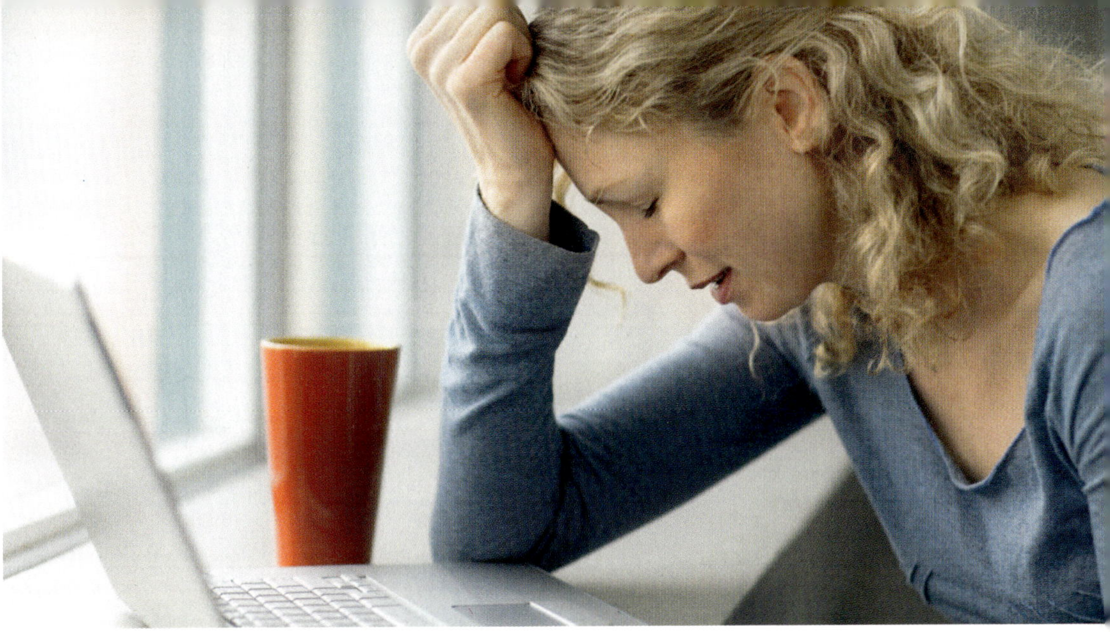

Kopfschmerzen und Konzentrationsstörungen können Anzeichen einer Unterzuckerung sein.

Zur Stabilisierung des Blutzuckers empfiehlt es sich, anschließend Obst, Brot oder Brötchen zu essen. Bei schweren Unterzuckerungen mit Bewusstlosigkeit muss sofort Glukagon gespritzt oder ein Arzt gerufen werden, der Traubenzucker in die Vene spritzt. Glukagon ist wie Insulin ein Hormon. Es treibt die Leber an, Glukose ins Blut abzugeben, sodass der Blutzuckerspiegel wieder steigt.
Ihr Arzt wird Ihnen empfehlen, nach jeder Hypoglykämie den Blutzucker zu messen und den Wert in Ihrem Tagebuch festzuhalten. Günstig ist es, wenn Sie zusätzlich die Symptome, die Tageszeit und Ihre Beschäftigung aufschreiben. So lernen Sie Ihren Körper und seine Reaktionen auf niedrige Blutzuckerwerte gut kennen und können Risikosituationen vermeiden.

So lassen sich »Hypos« vermeiden

Zu einer »Hypo« kommt es, wenn Sie

- zu viel Insulin gespritzt oder zu viele Blutzucker senkende Medikamente eingenommen haben
- zu wenig Kohlenhydrate gegessen haben
- eine Mahlzeit ausgelassen haben
- nach der Insulinspritze mit dem Essen zu lange gewartet haben
- außergewöhnlich lange oder intensiv körperlich aktiv gewesen sind, ohne die geeigneten Vorbereitungsmaßnahmen getroffen zu haben
- viel Alkohol getrunken haben (Unterzuckergefahr vor allem nachts!).

TIPP

Wenn Sie unsicher sind oder schon mehrmals Hypos hatten, fragen Sie Ihren Arzt nach einer Hypoglykämie-Schulung. Sie lernen dort unter fachlicher Anleitung, die Unterzuckerung zu erkennen und richtig damit umzugehen.

Achtung – Überzuckerung

Zur Überzuckerung, auch Hyperglykämie, kommt es, wenn zu wenig Insulin vorhanden ist oder das Insulin nicht richtig wirken kann, weil die Zellen unempfindlich sind. Das Blut wird mit Zucker überladen. Der Körper versucht, den Blutzuckerspiegel zu senken, indem er über die Niere vermehrt Zucker zusammen mit reichlich Flüssigkeit ausscheidet. Daraus kann ein gefährlicher Flüssigkeitsmangel entstehen, der zu Herz- und Kreislaufversagen bis zum Koma führen kann. Solch ein diabetisches Austrocknungskoma entwickelt sich oft schleichend über mehrere Stunden und Tage.

Wenn gar kein Zucker mehr in die Zellen kommt, weil alle Insulinvorräte aufgebraucht sind, baut der Körper für die dringend benötigte Energie Fette aus seinen Vorratsdepots ab. Dabei fallen nicht verwertbare Nebenprodukte an, wie z.B. Aceton, die mit dem Urin ausgeschieden und auch über die Lunge ausgeatmet werden.

TIPP

Bei Überzuckerung verlieren Sie viel Flüssigkeit. Zum Ausgleich ist es ganz wichtig, dass Sie umgehend reichlich zuckerfreie Getränke zu sich nehmen. Am besten eignet sich Mineralwasser, damit werden auch die mitausgeschwemmten Mineralstoffe ersetzt.

Warnzeichen für ein diabetisches Koma

- Starker Durst
- Häufiges Wasserlassen
- Erbrechen
- Bauchschmerzen
- Tiefe Atmung
- Müdigkeit
- Acetongeruch des Atems und/oder des Urins
- Schneller Puls
- Bewusstlosigkeit

Mögliche Ursachen für eine Überzuckerung

- Die Insulinmenge oder die Tablettendosis war nicht ausreichend.
- Die Menge der Kohlenhydrate war zu groß.
- Das Insulin wurde falsch gespritzt.
- Körperlicher Stress durch Krankheiten, Unfälle, Operationen oder starke seelische Belastungen schwächen die Wirkung des Insulins ab.
- Einnahme von Medikamenten, die den Zuckerstoffwechsel beeinflussen, z.B. Kortison.

Das diabetische Koma ist lebensbedrohlich. Schon bei den ersten Anzeichen wie Bauchschmerzen, Schwindel, Übelkeit oder Azetongeruch sollten Sie unbedingt den Arzt oder eine Notfallklinik aufsuchen. Damit es gar nicht so weit kommt, sollten Sie, wenn Sie bei sich häufig hohe Blutzuckerwerte feststellen, unbedingt Ihren Arzt darauf hinweisen.

Auswärts essen mit Genuss

Ob im Restaurant, bei Familienfesten oder auf Partys: Essen und Trinken in Gesellschaft macht Spaß und schmeckt gut. Unsere Tipps werden Ihnen bei der Menüwahl helfen: Am besten trainieren Sie zu Hause so oft wie möglich, die BEs auf Ihrem Teller einzuschätzen. Wenn es Sie sicherer macht, scheuen Sie sich nicht, eine Kohlenhydrat-Austauschtabelle mit ins Restaurant oder auf die Party zu nehmen. Denken Sie immer an den nötigen Spritz-Ess-Abstand. Je nach Appetit können Sie die für die Mahlzeiten eingeplanten Broteinheiten auf Vorspeise, Hauptspeise und Dessert verteilen oder auch alle auf einmal in einem Gang genießen.

TIPP

Den allzu oft mit der Vorspeise servierten Korb mit Weißbrot oder Baguette lassen Sie am besten gleich wieder abräumen. Dann kommen Sie gar nicht erst in Versuchung, mit Kohlenhydraten den Heißhunger anzuregen.

Die Zusammenstellung der Mahlzeit

In vielen Restaurants ist es kein Problem, einzelne Mahlzeitkomponenten auszutauschen. Wenn Sie die meist großen Portionen der kohlenhydratreichen Beilagen wie Pasta, Kartoffeln oder Reis klein halten und sich statt dessen eine größere Portion Gemüse oder Salat bringen lassen, verringert sich automatisch die Anzahl der Broteinheiten. Ihr Blutzucker bleibt stabil, und Sie bleiben schlank. Unsere Empfehlungen für eine Vorspeise lauten:

- Gemischter Salat mit einem zuckerfreien Dressing aus Öl und Essig
- Tomaten mit Mozzarella, mit Olivenöl beträufelt
- Melone mit Schinken
- Ungebundene Gemüsesuppe, warm oder kalt
- Kleine Portionen kalter Fleisch- oder Fischzubereitungen

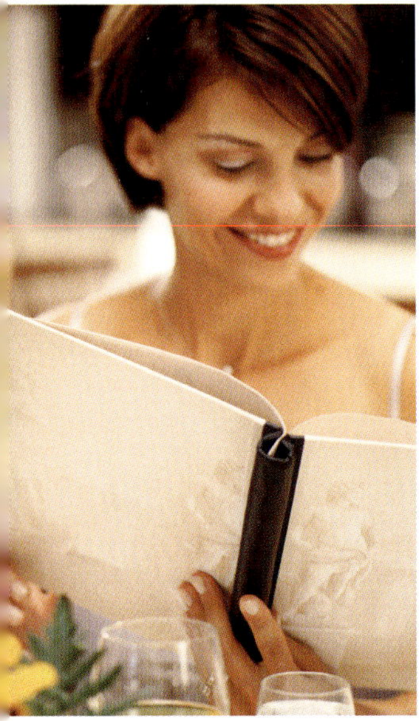

In den meisten Restaurants ist es kein Problem, das Menü nach Ihren Bedürfnissen zusammenzustellen.

Wählen Sie als warmes Gericht gedünstete oder gegrillte Speisen. Bei Fleisch- oder Fischgerichten in Kombination mit Gemüse oder Salat können Sie nach Herzenslust zugreifen. Sie sind leicht, gut bekömmlich und halten Ihren Blutzucker stabil.

Wenn Sie bei fremden Gerichten unsicher sind, ob diese in Ihren Ernährungsplan passen, lassen Sie sich doch vom Gastgeber oder Kellner über Zutaten und Zubereitung informieren.

Fast Food – aber richtig!

Im Burger-Restaurant sind die gemischten Salate mit Ei oder magerem Fleisch, Fisch oder Käse Ihre Gerichte. Bei großem Hunger wählen Sie einen Burger mit unpaniertem Fleisch, mit oder ohne Käse und lassen mindestens die Hälfte des Brötchens liegen. Die Pommes frites oder andere in Fett gebackene Kartoffelspezialitäten können wir Ihnen nicht empfehlen. Sie enthalten reichlich gesättigte Fettsäuren und damit Dickmacherfette, die ihre Spuren an Bauch, Hüften und Po hinterlassen.

Auch ein Dessert können Sie ohne Reue in Ihren Menüplan einbauen. Aber Vorsicht bei so gehaltvollen Süßigkeiten wie Tiramisu oder Mousse au Chocolat. Wir empfehlen Ihnen statt dessen frische Früchte, Obstsalat, Fruchteis, Joghurt mit frischen Früchten, ein Stück Käse, einen Espresso, eine Tasse Kaffee oder Tee. Cola und andere zuckerhaltige Limonaden sind allerdings tabu!

Wenn Sie zum Essen Alkohol trinken möchten, wählen Sie ein Glas trockenen Rot- oder Weißwein oder eine Saftschorle.

Frühstücken wie ein König

Beim Frühstücksbuffet ist das Angebot an kohlenhydratreichen Lebensmitteln besonders reichhaltig. Morgens verträgt der Körper Kohlenhydrate besser. Wenn Sie Ihren Tag gern mit Brot & Co. beginnen, empfehlen wir Ihnen kleine Mengen Vollkornbrot mit fettarmem Aufschnitt, Käse oder Quark, reichlich garniert mit Gurke, Tomaten oder Radieschen, oder eine kleine Portion Müsli mit viel frischem Obst.

Milchprodukte gehören zur ersten Mahlzeit des Tages immer dazu. Sauermilchprodukte wie Joghurt, Quark oder Dickmilch sind gut verträglich und halten lange satt. Wenn Sie es auch in der Früh schon kräftig mögen, lassen Sie sich Eier mit Schinken, Lachs oder ein kleines fettarmes Steak mit frischen Kräutern gewürzt bringen. Damit Sie keine unangenehmen Überraschungen erleben, messen Sie eineinhalb bis zwei Stunden nach dem Essen Ihren Blutzucker. Wir wünschen Ihnen guten Appetit!

Mit dem Auto unterwegs

Laut Statistik ist die Unfallhäufigkeit bei Diabetikern im Vergleich zur Allgemeinbevölkerung weder höher noch niedriger. Wie alle anderen Verkehrsteilnehmer auch haben Sie die Pflicht, niemanden zu gefährden. Als Diabetiker sollten Sie im eigenen Interesse zusätzlich einige Regeln beachten:

Vorsicht bei Fahrten mit dem Auto in den ersten Wochen nach der Diabetes-Diagnose oder Diabetes-Neueinstellung. In dieser Phase treten häufiger Sehstörungen auf, die das Fahren gefährlich machen können.

TIPP
Im Auto müssen stets die folgenden Utensilien bereit liegen: Vorrat an Traubenzucker, Blutzuckermessgerät, Ihr Insulin oder Ihre Blutzucker senkenden Medikamente.

Alles parat im Reisegepäck

Wenn Sie mit dem Auto in den Urlaub fahren und eine längere An- und Abreise vor sich haben, planen Sie rechtzeitig Ihren Proviant für unterwegs. In der Hauptreisezeit gehören Staus zur Tagesordnung. Wenn Sie Insulin spritzen oder Tabletten zur Blutzuckersenkung einnehmen, halten Sie ausreichend kohlenhydratreiche Lebensmittel vorrätig, für den Fall, dass der geplante Imbiss in der Raststätte ausfallen muss. Im Sommer kann es bei hohen Außentemperaturen auch im Auto sehr schnell sehr heiß werden. 50 °C sind keine Seltenheit. Diese hohen Temperaturen vertragen Insulin und die Teststreifen für Ihr Blutzuckermessgerät schlecht. Für den Transport von Diabeteszubehör gibt es spezielle Kühltaschen in der Apotheke.

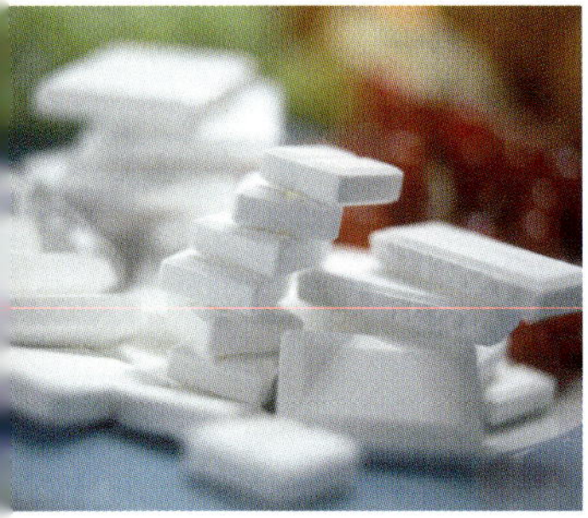

Nehmen Sie im Auto immer genügend Traubenzucker mit.

Testen Sie vor längeren Fahrten stets Ihren Blutzucker und halten Sie das Ergebnis in Ihrem Tagebuch fest. Treten Sie niemals eine Fahrt an, wenn Sie eine Unterzuckerung feststellen. Halten Sie bei den geringsten Anzeichen einer Unterzuckerung während der Fahrt sofort an. Nehmen Sie Traubenzucker oder Fruchtsaft zu sich. Fahren Sie erst weiter, wenn Sie die Hypo sicher überwunden haben. Überzeugen Sie sich selbst durch das Messen des Blutzuckers. Machen Sie bei längeren Fahrten alle zwei Stunden eine Pause und kontrollieren Sie Ihren Blutzucker.

Tipps für Autofahrer

- Fahren Sie möglichst tagsüber, nicht nachts.
- Halten Sie sich auch unterwegs an Ihren Mahlzeitenplan, Ihre Insulin- und Medikamentendosis.
- Der Gesundheitspass Diabetes ist auch bei Autofahrten Ihr ständiger Begleiter.
- Sicher sind Sie nur bei null Promille! Vorsicht am Morgen nach einer Feier mit Alkoholgenuss. Es besteht erhöhte Unterzuckerungsgefahr.
- Damit Sie sich immer auf Ihre Augen verlassen können, sollten Sie mindestens einmal im Jahr Ihre Sehkraft bei einem Augenarzt überprüfen lassen.

TIPP

Wenn Sie Insulin in einer Kühltasche aufbewahren, lagern Sie es so, dass es nicht mit den Kühlakkus in Berührung kommt. Kältegeschädigtes Insulin, das Sie an Ausflockungen oder einer milchigen Trübung erkennen, die sich auch durch Schütteln nicht auflösen, ist nicht mehr voll wirksam.

Gute Reise – Ratschläge für einen schönen Urlaub

Sonne, Strand, Meer, fremde Länder und Kulturen, exotische Küchenspezialitäten. Wenn Sie Ihre Reisevorbereitungen sorgfältig treffen, können Sie Ihren Urlaub genießen. Auch Reisen in extreme Klimazonen oder mit außergewöhnlichen körperlichen Belastungen sind möglich, wenn Sie sich mit Ihrem Diabetes gut auskennen.

Speziell für Diabetiker

Wir empfehlen Ihnen, vor dem Start Ihrem Arzt Ihre Reisepläne vorzustellen. Er wird Sie gern beraten.
Wenn Sie unsicher sind oder befürchten, dass es während der Reise zu Problemen mit Ihrer Zuckerkrankheit kommen könnte, oder einfach nur andere Diabetiker kennen lernen möchten, könnte ein Urlaub speziell für Menschen mit Diabetes das Richtige für Sie sein. Im Buchhandel gibt es spezielle »Diabetiker Hotel- und Reiseführer«. Manche Reisebüros bieten Reisen für Diabetiker mit ärztlicher Betreuung an. Nähere Informationen zu diesen Reiseangeboten bekommen Sie auch bei den Landesverbänden des Deutschen Diabetikerbundes (siehe Anhang). Je nach Reiseziel ist auch eine spezielle Schutzimpfung erforderlich. Darüber kann Sie Ihr Arzt, Apotheker oder das Gesundheitsamt informieren.

INFO

Wenn Sie ins Ausland fahren, ist es manchmal nötig, eine besondere Auslandsversicherung abzuschließen. Achten Sie dabei darauf, dass der Diabetes nicht ausgeschlossen ist, damit zumindest die Behandlung von Akutkomplikationen und auch Ihr Rücktransport im Notfall abgedeckt sind. Ihre Krankenkasse kann Sie dazu beraten.

Die Reiseapotheke

Ganz besonders wichtig ist die sorgfältige Zusammenstellung Ihrer Diabetiker-Reiseapotheke. Sie sollte dies enthalten:

- Blutzuckermessgerät
- Teststreifen
- Ersatzbatterie
- Stechhilfe mit Lanzetten
- Blutzuckertagebuch
- Insulinspritzen oder Insulinpens
- Nadeln
- Azetonteststreifen
- Traubenzucker
- Glucagon
- Diabetiker-Ausweis in der jeweiligen Landessprache
- Insulin oder/und Blutzucker senkende Tabletten

Zwischenfälle einkalkulieren

Wenn Sie mit dem Flugzeug, Zug oder Bus unterwegs sind, verstauen Sie Ihre Reiseapotheke am besten im Handgepäck. So sind Sie auch für den Fall gewappnet, dass Ihr »großes Gepäck« an einem anderen Ziel landet. Mit Müsliriegel und Obst im Handgepäck als Ersatz für Haupt- oder Zwischenmahlzeiten sind Sie auch auf verspätete Ab- oder Weiterflüge vorbereitet. Aufgrund aktueller strenger Sicherheitsmaßnahmen im internationalen Flugverkehr ist häufig eine ärztliche Bescheinigung für die Mitnahme von medizinischen Geräten notwendig. Auch dazu können Sie Ihr Arzt und der Deutsche Diabetikerbund beraten. Ebenfalls unverzichtbar sind Medikamente gegen Magenverstimmung, Übelkeit, Erbrechen, Durchfall, Fieber, Augentropfen gegen Bindehautreizung, Wunddesinfektionsmittel sowie ein Wund- und Brandgel. Sollten Sie im Urlaub trotz aller Vorsichtsmaßnahmen die Auswirkungen von »Montezumas Rache« verspüren, ist es wichtig, Ihren Blutzucker besonders engmaschig zu kontrollieren. Hält der Durchfall länger als zwei Tage an, muss unbedingt der Arzt zu Rate gezogen werden. Wie Sie bei Durchfall Ihre Insulin- oder Tablettendosis anpassen, wird Ihnen Ihr Arzt vor der Abreise erklären.

Der Tagesrhythmus verschiebt sich

Im Urlaub ist vieles anders als im Alltag zu Hause. Veränderungen der körperlichen Aktivität und ein anderer Speiseplan beeinflussen Ihren Zuckerstoffwechsel. Vielleicht machen Sie einen Aktivurlaub mit ausgiebigen Wanderungen in den Bergen oder Sie genießen tagelang das Strandleben im Liegestuhl. Sie werden morgens zum Langschläfer und abends zur regen Nachteule, die Mahlzeiten verschieben sich, Sie verwöhnen Ihren Gaumen mit fremdländischen Spezialitäten. Keine Sorge, dagegen gibt es nichts einzuwenden. Damit Ihr Blutzucker keine Kapriolen schlägt, sollten Sie allerdings im Urlaub häufiger messen.

TIPP

Auch Minusgrade mögen Messgerät und Teststreifen nicht gern. Eine einfache Lösung ist, beides immer dicht am Körper in der Innentasche der Jacke zu tragen. Ihr Insulin fühlt sich wohl bei Temperaturen zwischen 2 und 8 °C. Wenn möglich, lagern Sie Ihre Vorräte am besten im Kühlschrank.

Medikamente vor Klimaeinflüssen schützen

Damit Sie auch in heißen Ländern zuverlässige Messergebnisse bekommen, müssen Sie das Blutzuckermessgerät und die Teststreifen vor direkter Sonnbestrahlung schützen. Sie können beides in einem Styroporbehältnis aufbewahren oder einfach in ein T-Shirt oder Handtuch einwickeln. Wenn in Ihrem Urlaubsland eine hohe Luftfeuchtigkeit vorherrscht, muss das Teststreifenröhrchen nach der Entnahme eines Streifens schnell wieder geschlossen werden.

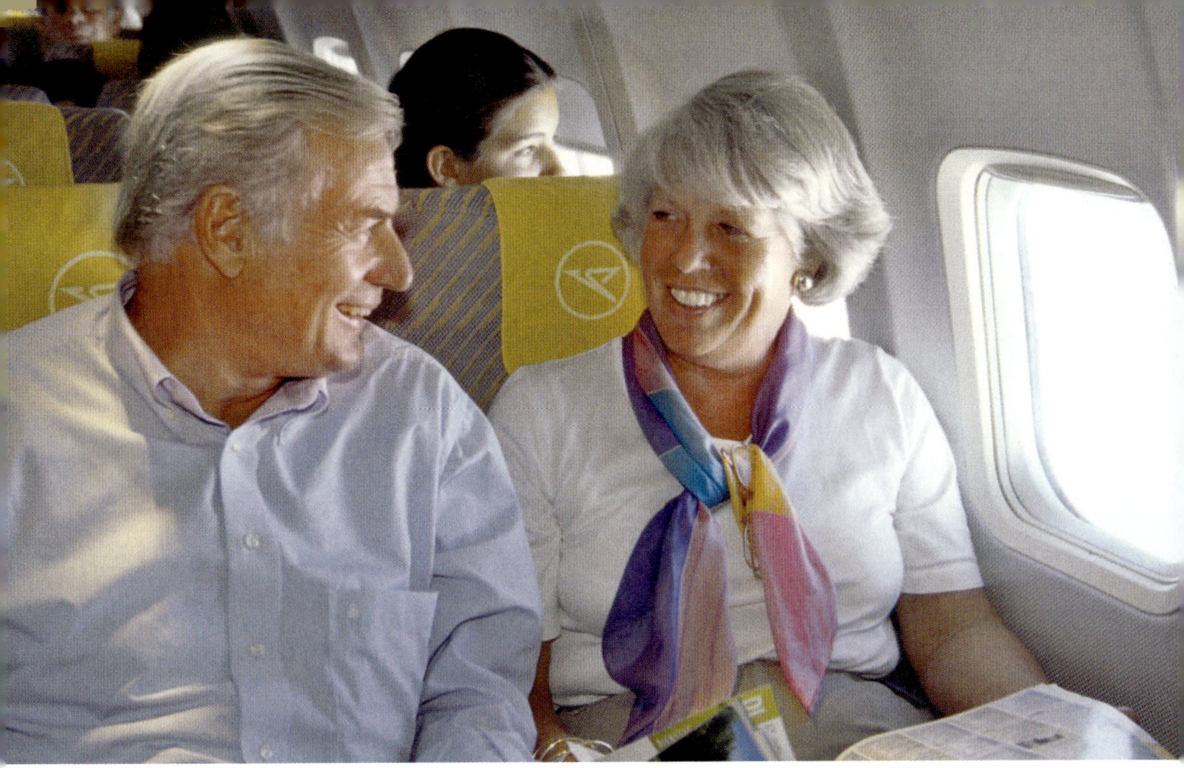

Bei Flügen Zeitverschiebung beachten

Eine ausführliche Anleitung zur Therapieanpassung bei Zeitverschiebung durch Flugreisen bekommen Sie von Ihrem Arzt und seinem Diabetes-Team.

Wenn Sie in ferne Länder mit langer Flugdauer reisen, müssen Sie die Zeitverschiebung beachten. Je nachdem, ob Sie Richtung Westen oder Osten fliegen, ändert sich Ihre Tabletten- und Insulindosis.

Als Faustregel für die Anpassung gilt:

- Bei Flügen von Ost nach West verlängert sich der Tag. Entsprechend muss mehr Insulin gespritzt werden. Beispiel: Eine Verlängerung des Tages um sechs Stunden (ein Viertel) erfordert eine um etwa ein Viertel höhere Tagesmenge Insulin. Wird Ihr Blutzucker mit Tabletten behandelt, erhöhen Sie die zweite Tagesdosis um ein Viertel bis die Hälfte der üblichen Menge und nehmen die nächsten Tabletten nach neuer Ortszeit wie gewohnt ein.
- Bei Flügen von Westen nach Osten verkürzt sich der Tag. Entsprechend verringert sich der Insulinbedarf Ihres Körpers. Beispiel: Eine Verkürzung des Tages um acht Stunden (ein Drittel) erfordert eine um ca. ein Drittel verringerte Tagesmenge an Insulin. Wenn Sie Tabletten schlucken, verringern Sie die zweite Tagesdosis um ein Viertel bis die Hälfte. Die nächsten Tabletten nehmen Sie auch wieder nach neuer Ortszeit wie gewohnt ein.

Ein Krankenhausaufenthalt erfordert gute Planung

TIPP

Es ist sinnvoll, den behandelnden Klinikärzten einen Einblick in Ihr Diabetes-Tagebuch zu gewähren. Damit alle auch für Notfälle gewappnet sind, ist es hilfreich, wenn Sie beschreiben, wie sich Unterzuckerungen bei Ihnen bemerkbar machen.

Steht Ihnen ein Krankenhausaufenthalt bevor oder ist eine Operation geplant, ist eine gute Vorbereitung das A und O. Gut aufgehoben sind Sie in einer Klinik, die in Pflege, Betreuung und Behandlung auf Diabetiker eingestellt ist und sich auskennt. Es lohnt sich, vorher danach gezielt zu suchen. Dabei kann die Deutsche Diabetesgesellschaft oder der Landesverband des Deutschen Diabetikerbunds behilflich sein (Adressen siehe Anhang Seite 95).

Das muss mit in die Klinik

Zu Ihrer eigenen Sicherheit und auch, um Ärzten und Pflegepersonal die Arbeit zu erleichtern, sollten Sie dabei haben:

- alle Untersuchungsergebnisse Ihres Hausarztes (rechtzeitig besorgen!)
- alle Medikamente, die Sie regelmäßig einnehmen
- Insulin
- Blutzuckermessgerät
- Spritzen, Pens, Nadeln, Insulinpumpe
- Diabetes-Tagebuch
- Gesundheitspass Diabetes
- Traubenzucker zur Selbsthilfe bei einer Unterzuckerung

Den Behandlungsplan anpassen

Ein operativer Eingriff bedeutet für den Körper Stress und kann den Zuckerstoffwechsel stören. Deshalb wird Ihr Arzt möglicherweise schon einige Tage vorher den Behandlungsplan verändern. Diabetiker, die bisher mit Tabletten ihren Blutzucker gesenkt haben, werden vorübergehend auf Insulin umgestellt. »Insuliner«, die sich vorher nur ein Mal pieksen mussten, müssen sich jetzt öfter stechen oder ein anderes Insulin spritzen.

Am besten informieren Sie das Klinikpersonal gleich bei Ihrer Ankunft über Ihre Zuckerkrankheit. Weisen Sie darauf hin, dass

Sie während des Krankenhausaufenthaltes so weit wie möglich Ihre Blutzuckerkontrolle selbst durchführen. Vor einer Operation ist ein detailliertes Gespräch mit dem Anästhesisten und Operateur nötig. In Ihrem Gesundheitspass Diabetes verschaffen sich die Ärzte einen Überblick über Ihren Behandlungsplan sowie auch über bereits vorhandene Folgeerkrankungen.

INFO

Die SOS-Kapsel liefert alle wichtigen Informationen zu Ihrer Zuckerkrankheit sowie Adressen von behandelnden Ärzten und Angehörigen, die informiert werden sollen. Notfallkapseln sind in jeder Apotheke erhältlich.

Selbst Verantwortung übernehmen

Ihr Tagesablauf im Krankenhaus ist nicht so regelmäßig und planbar wie zu Hause. Untersuchungen auf nüchternen Magen, Wartezeiten im Sprechzimmer des Arztes, möglicherweise keine Zeit für Zwischenmahlzeiten bringen den gewohnten Rhythmus durcheinander. Wenn Sie mit Insulin oder Sulfonylharnstoffen behandelt werden, wächst das Risiko für Unterzuckerungen. Deshalb ist es in diesen Tagen besonders wichtig, dass Sie immer Traubenzucker bei sich tragen.

Gut vorbereitet wird auch ein Krankenhausaufenthalt ohne Komplikationen verlaufen.

Was aber ist, wenn Sie als Notfallpatient bewusstlos in ein Krankenhaus eingeliefert werden, weil Sie ein Autounfall hatten? Wer sagt dem Notarzt und den Rettungssanitätern, dass Sie als Diabetiker ein Risikopatient sind? In diesem Fall kann eine so genannte SOS- oder Notfall-Kapsel, die Sie am Hand- oder Fußgelenk oder als Kette um den Hals tragen, lebensrettend sein. Solch eine Kapsel ist Ihre Krankenakte im Miniformat.

Zigarette? Nein danke!

Dass Rauchen der Gesundheit schadet, weiß heute jedes Kind und steht inzwischen auf jeder Zigarettenschachtel. Dennoch raucht in Deutschland jeder dritte Mann und jede vierte Frau über 15 Jahre. Und die Rauchanfänger werden immer jünger. Dabei wissen die allermeisten Raucher selbst um die krank machende Wirkung des weißen Qualms.

INFO

- **Nichtrauchen hält die Haut frisch und jugendlich.**
- **Nichtrauchen macht stolz und unabhängig.**
- **Nichtrauchen steigert das Selbstbewusstsein.**
- **Nichtrauchen erhöht den Spaß am Sex.**

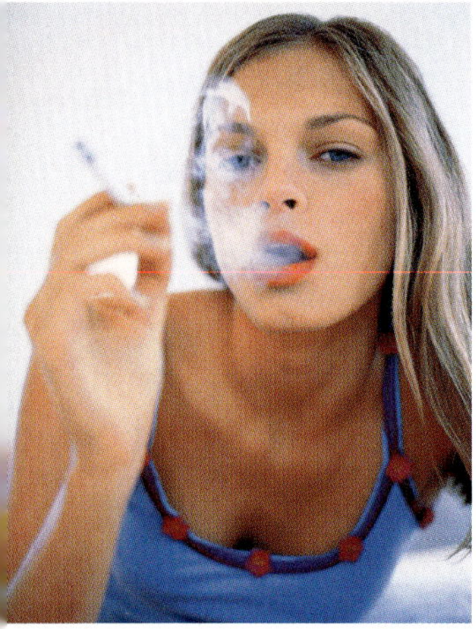

Rauchen ist für Diabetiker doppelt schädlich.

Trotzdem möchten auch wir einen Versuch unternehmen, Sie zum Nichtraucher zu machen, falls Sie rauchen. Denn Rauchen und Diabetes ist ein besonders gefährliches Duo. Der bei der Verbrennung entstehende Cocktail aus mehr als 3.000 Schadstoffen erhöht bei Diabetikern das Risiko für Durchblutungsstörungen, Herztod und Schlaganfall um mehr als das Doppelte. Erkrankungen der Augen, Nieren und Nerven, Fettstoffwechselstörungen und Bluthochdruck werden durch Rauchen verschlimmert. Rauchen macht impotent. Es lohnt sich also für Sie ganz besonders, diese schädliche Gewohnheit abzulegen.

Leichter Abschied vom blauen Dunst

Auch wenn Ihre bisherigen Rauchstopp-Versuche gescheitert sind, lassen Sie sich nicht entmutigen. Wir empfehlen Ihnen, sich von Ihrem Arzt zu einem für Sie geeigneten Entwöhnungsweg beraten zu lassen. Neben der erfolgreichsten Sofort-Stopp-Methode gibt es so genannte Entwöhnungshilfen. Dazu gehören neben Kaugummi und Pflaster aus der Apotheke auch Akupunktur, Hypnose, Entspannungstechniken oder Homöopathie. Krankenkassen, Arztpraxen, Volkshochschulen, Apotheken bieten Raucherentwöhnungsprogramme an, in denen Sie von Experten begleitet, beraten und immer wieder zum Durchhalten motiviert werden. Professionelle Hilfe und Beratung bietet auch das Anti-Raucher-Telefon des Deutschen Krebsforschungsinstituts Heidelberg (06221-424200).

Alkohol und Diabetes

Alkohol ist für Diabetiker kein Tabu. Auf die richtige Dosis kommt es an. Je nach Art des Getränkes und dem enthaltenen Zucker, kann der Blutzuckerpegel nach Alkoholgenuss sinken, annähernd gleich bleiben oder steigen. Wenn Sie sich einen »guten Tropfen« gönnen wollen, wählen Sie am besten einen trockenen Rot- oder Weißwein. Bei Genuss von einem bis zwei Gläsern ist der Kohlenhydratgehalt kein Problem. Für Diabetiker geeignet sind auch alle Sektsorten mit

dem Zusatz »trocken«, »extra trocken«, »extra dry« oder »brut« und alle Branntweine wie Calvados, Ouzo, Aquavit, Gin, Korn, Rum, Whisky oder Wodka in kleinen Mengen. Trinken Sie bitte nicht mehr als ein Gläschen und nur, wenn der Arzt es erlaubt.
Alle Liköre und Süßweine enthalten viel Zucker und erhöhen schnell den Blutzucker. Darauf können Sie ruhig verzichten. Auch im Bier schwimmt reichlich Zucker, mehr als ein Glas pro Tag ist nicht zu empfehlen. Lassen Sie sich von alkoholfreien Bieren oder Diätbier nicht verwirren. Sie bieten kaum Vorteile.

TIPP Vorsicht ist geboten mit dem Genuss von Alkohol nach Sport oder körperlichen Aktivitäten, die Sie richtig ins Schwitzen bringen. Nach einem spannenden Tennismatch oder einer Stunde Unkrautjäten im Garten empfehlen wir Ihnen eisgekühltes Mineralwasser mit einem Spritzer Zitronensaft, um Ihre geleerten Flüssigkeitsspeicher wieder aufzufüllen.

Unterzuckerung verhüten

Bei Diabetikern, die Insulin spritzen oder Tabletten einnehmen, die Sulfonylharnstoffe enthalten, birgt Alkohol die Gefahr der Unterzuckerung. Alkohol blockiert nämlich die Freisetzung von Zucker aus der Leber. Der Blutzuckerspiegel sinkt, weil die Leber keinen Nachschub liefert. Solch eine Unterzuckerung kann sich noch Stunden nach einer Party bemerkbar machen. Damit es kein »böses Erwachen« gibt, messen Sie vor dem Schlafengehen noch einmal Ihren Blutzucker. Er sollte höher liegen als sonst, zum Beispiel 180 mg/dl anstatt 120 mg/dl. Wenn nötig, füllen Sie den Blutzuckerpegel noch mit ein bis zwei Broteinheiten auf. Am besten vertragen Sie Alkohol, wenn Sie dazu kohlenhydrathaltige Lebensmittel essen, die den Blutzucker langsam erhöhen.

Sex und Diabetes

Spaß am Sex ist für die meisten Menschen ein wichtiger Teil Ihres Lebens. Probleme damit gibt es in jeder Partnerschaft. Sie müssen überhaupt nichts mit Diabetes zu tun haben. Bei Diabetikern kommt es allerdings häufiger vor, dass es mit der Liebe nicht so gut klappt. Ursache ist meistens eine Nervenschädigung aufgrund über viele Jahre erhöhter Blutzuckerwerte. Wenn die Nerven nicht einwandfrei funktionieren, kann es zu Problemen bei der Erektion des männlichen Gliedes oder beim Anschwellen der Schamlippen

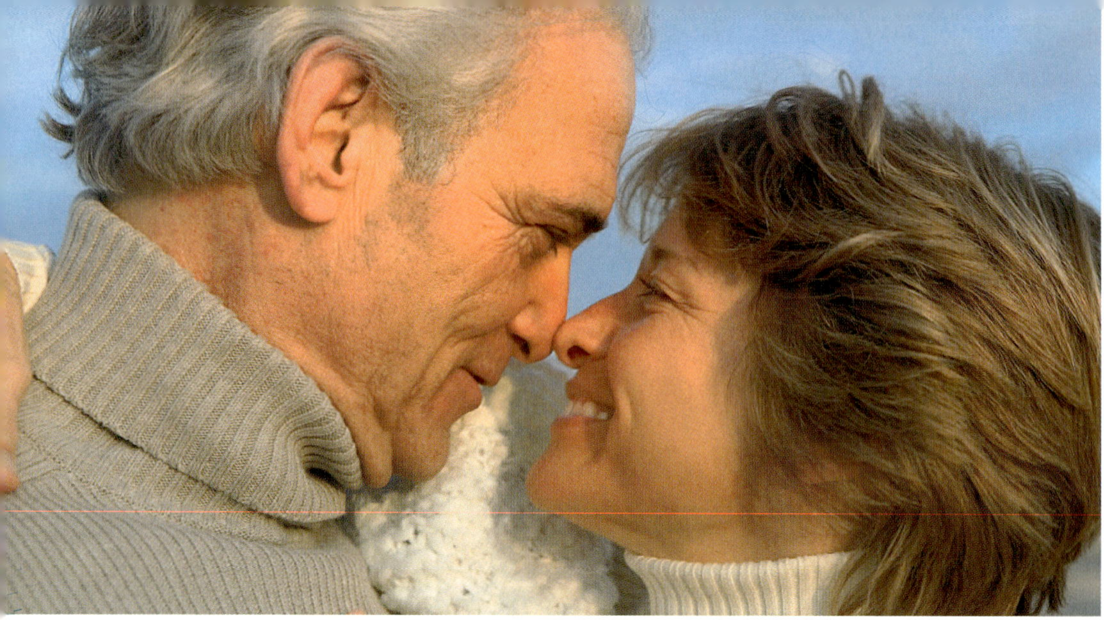

Ein offenes Gespräch mit dem Partner ist der erste Schritt, um die Probleme zu lösen.

und Klitoris sowie beim Feuchtwerden der Scheide kommen. Entzündungen und Infektionen im Genitalbereich sowie depressive Verstimmungen, über die Diabetiker häufiger klagen, können die Entstehung von Sexualstörungen begünstigen. Auch Medikamente können die Lust auf Sex dämpfen. Aber keine Angst. Sie können wieder einmal selbst eine ganze Menge dazu tun, dass Ihr Liebesleben genussvoll und befriedigend wird oder bleibt.

Probleme nicht »totschweigen«

Der erste Schritt, um den Spaß im Bett wieder anzukurbeln, ist das Gespräch mit dem Partner. Schweigen und das Problem allein mit sich herumzutragen verschlimmert die Situation. Offen miteinander reden entlastet und löst Blockaden.

Besuchen Sie sich gemeinsam einen Arzt, dem Sie vertrauen. Ihr Diabetologe sollte bei der Lösung der Probleme immer beteiligt sein. Die Suche nach den Ursachen steht an erster Stelle. Ist die Flaute in Ihrem Liebesleben eine Folge der Zuckerkrankheit oder stecken andere Sorgen und Ängste dahinter? Sind es Probleme, die mit den Wechseljahren zu tun haben, oder sind es Medikamente, die einen ungünstigen Einfluss ausüben? Es gibt heute für Männer und Frauen viele Möglichkeiten, Störungen im Sexualleben zu beheben. Scham und Verlegenheit sind vollkommen überflüssig. Ärzte, die Diabetiker betreuen, sind es gewohnt, offen mit Patienten über sexuelle Probleme zu sprechen.

Selbsthilfegruppen für Diabetiker

In einer Selbsthilfegruppe weiß jeder, was es bedeutet, mit Diabetes zu leben. Das Gespräch und der Austausch mit anderen, die in der gleichen Situation sind, vielleicht auch die gleichen Probleme haben, kann sehr hilfreich sein. Wie beantrage ich einen Schwerbehinderten-Ausweis? Wo finde ich einen Fußpfleger in meiner Nähe, der sich mit der Zuckerkrankheit auskennt? Wozu brauche ich eine Diabetiker-Schulung? Wo ist in meiner Nähe ein Diabetologe? In einer Selbsthilfegruppe bekommen Sie Antworten auf ganz praktische Fragen. Hier können Sie vom Wissen und aus den Erfahrungen anderer Diabetiker profitieren. Viele Selbsthilfegruppen laden für ihre Mitglieder regelmäßig Referenten ein, um über Neuigkeiten aus Forschung und Diabetes-Behandlung zu berichten. Gruppen, die zu einem großen Verband gehören, unterstützen Sie bei Auseinandersetzungen oder beraten Sie bei rechtlichen Problemen, z.B. mit Behörden.

TIPP

Wenn Sie eine Diabetiker-Selbsthilfegruppe in Ihrer Nähe suchen, erkundigen Sie sich einfach in der Praxis eines Diabetologen, in einer Apotheke oder während der Teilnahme an einer Diabetes-Schulung. Auch der Landesverband des Deutschen Diabetikerbundes kann Auskunft geben.

Werden Sie selbst aktiv!

Wenn Sie eine Selbsthilfegruppe für Diabetiker aufbauen möchten, weil es noch keine in Ihre Nähe gibt, oder die Aktivitäten einer vorhandenen Gruppe erweitern möchten, gibt es viele Möglichkeiten der Unterstützung.

Der Deutsche Diabetikerbund, örtliche Wohlfahrtsverbände, Krankenkassen, öffentliche Verwaltungsstellen (z.B. Bürgermeister- oder Gesundheitsamt), örtliche Unternehmen können finanziell und auch bei der Suche nach geeigneten Räumen helfen. Hersteller von Blutzucker-Messgeräten und Arzneimitteln stellen Referenten und Informationsmaterialien für die Durchführung von Schulungen und Vortragsveranstaltungen zur Verfügung. Auch Arztpraxen und Apotheken, Kliniken, Sportgruppen oder medizinische Fußpfleger sowie die Redaktionen von ortsansässigen Zeitungen haben für Selbsthilfegruppen meist ein offenes Ohr. Sie helfen bei der Lösung organisatorischer Fragen, bei der Bereitstellung von Experten und bei der Öffentlichkeitsarbeit.

INFO

Adressen von Verbänden und Einrichtungen, deren Kontakte und Kompetenzen Sie beim Auf- oder Ausbau einer Selbsthilfegruppe für Diabetiker nutzen können, finden Sie im Anhang dieses Ratgebers (siehe Seite 95).

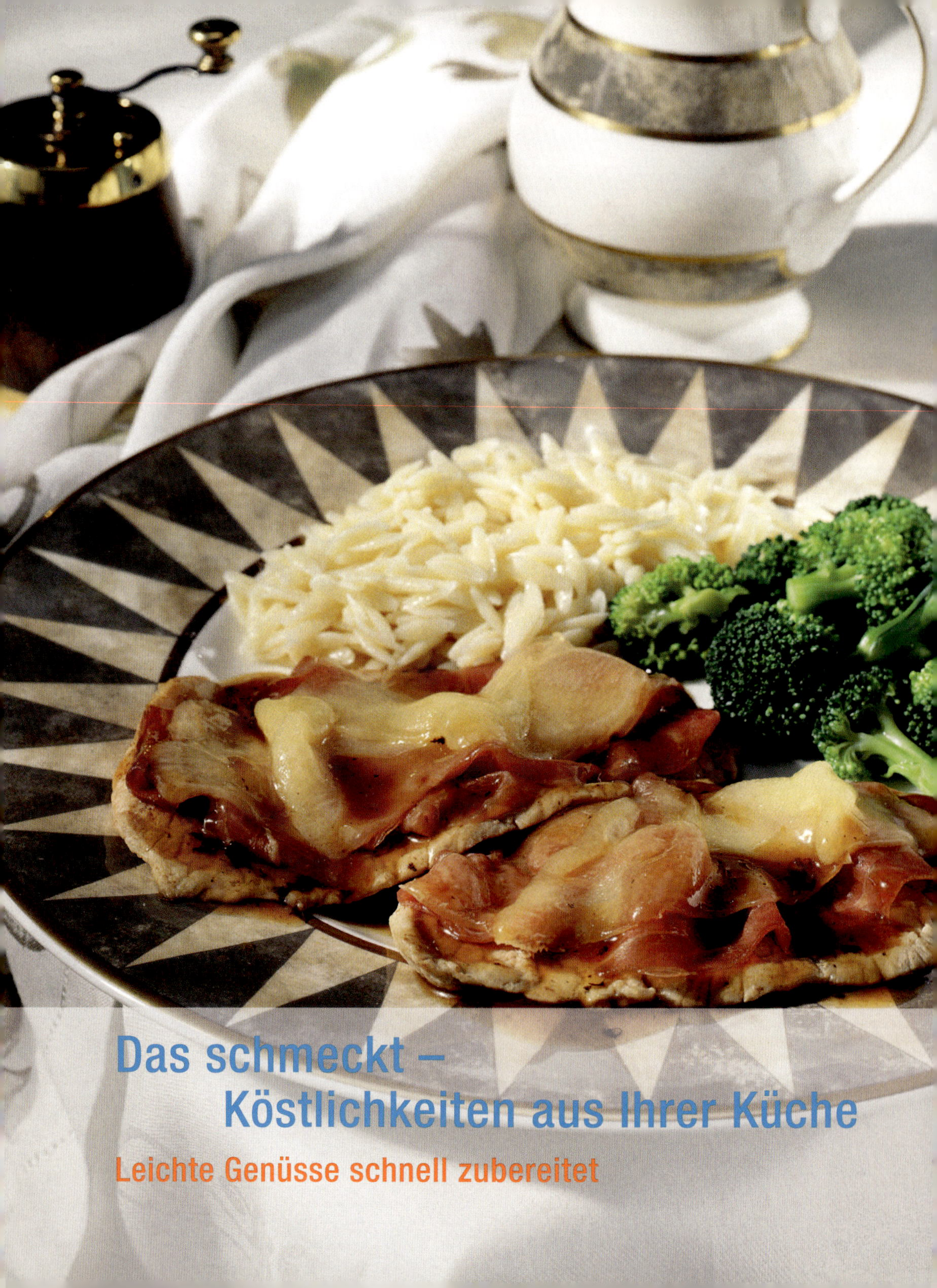

Das schmeckt – Köstlichkeiten aus Ihrer Küche

Leichte Genüsse schnell zubereitet

Mit den folgenden Rezepten möchten wir Ihnen zeigen, wie lecker eine diabetesgerechte Ernährung sein kann. Eine spezielle Diabetiker-Diät gibt es heute nicht mehr. Richtige Ernährung heißt für Menschen mit Diabetes genau wie für alle anderen auch: jeden Tag vollwertiges Essen und Trinken genießen. Obst und Gemüse, Fisch, Fleisch, Milch und Käse, Öl, Brot, Nudeln, Reis, Wasser und Wein, nichts ist verboten. Im Gegenteil, alles ist erwünscht.

TIPP Für Ihre Gesundheit ist es gut, wenn Sie jede Woche ein bis zwei Fisch- sowie zwei bis drei Fleischmahlzeiten essen und die übrigen Tage der Woche fleischlos genießen.

Leckere Rezepte – leicht nachgekocht

Egal ob für Sie allein oder für die ganze Familie, unsere Rezepte sind leicht und schnell nachzukochen. Sie enthalten hochwertige und reichlich frische Zutaten. Glücksforscher behaupten, dass kreative Tätigkeiten wie Kochen echte Glücksgefühle hervorrufen. Dass sollten Sie sich nicht entgehen lassen. Mit unseren Rezeptvorschlägen schlagen Sie gleich mehrere Fliegen mit einer Klappe: Sie verwöhnen Ihren Gaumen, Sie pflegen Ihre Gesundheit, steigern Ihr Wohlbefinden und – die Zubereitung bringt echte Entspannung.

Ein paar Extras für Diabetiker

Wenn die Zeit zum Kochen einmal knapp ist, tauschen Sie das frische Gemüse gegen Tiefkühlgemüse aus. Wenn Ihnen die Portionen zu klein sind, erhöhen Sie einfach die Gemüsemengen oder gönnen Sie sich einen Vitamin-Kick mit einem knackig frischen Salat als Vorspeise. Gemüse und Salat können Sie in unbegrenzten Mengen essen. Ihr Blutzucker bleibt stabil und Ihre Figur in Form. Wenn Ihr Arzt Ihnen nichts Anderes verordnet hat, empfehlen wir Ihnen drei Mahlzeiten am Tag und zusätzlich eine Portion Vitalkost. Dazu finden Sie leckere Rezeptideen. Wenn Sie Blutzucker senkende Medikamente einnehmen oder Insulin spritzen, achten Sie auf Menge und Qualität der Kohlenhydrate. Hat der Arzt Ihnen einen Plan für die Verteilung der Kohlenhydrate über den Tag gegeben, ist es wichtig, dass Sie sich daran halten. Nur dann bleibt Ihre Blutzuckereinstellung stabil.

Frühstückstipps

Ein leckeres und gut sättigendes Frühstück ist der beste Start in einen erfolgreichen Tag. Verlassen Sie das Haus möglichst nie ohne! Wenn Sie zu den Brot-Fans gehören, empfehlen wir Ihnen grobes Vollkornbrot, Vollkornknäckebrot oder Pumpernickel. Diese Brotsorten machen Sie aufgrund ihres hohen Gehalts an Ballaststoffen lange satt und lassen Ihren Blutzucker- und Insulinpegel nur wenig ansteigen. Marmelade, Sirup oder Honig gehören in die Abteilung Süßigkeiten, die nicht nur bei Diabetikern eine ungünstige Wirkung auf die Gesundheitswerte haben. Besser eignen sich kalter Braten oder Schinken, fettarmer Aufschnitt, Käse, Quark oder einer unserer pikanten Brotaufstriche als Brotbelag. Auch eine Scheibe Vollkornbrot mit körnigem Frischkäse und Tomaten-, Gurken- oder Radieschenscheiben belegt und mit frischem Schnittlauch bestreut ist ein köstlicher Einstieg in den Tag.

INFO

Erklärung der Abkürzungen:
TL = Teelöffel
EL = Esslöffel
g = Gramm
kg = Kilogramm
mg = Milligramm
ml = Milliliter
Msp = Messerspitze
ccm = Kubikzentimeter

Die Mengen der Zutaten gelten, wenn nicht anders angegeben, für 4 Personen

Kaffee und Tee nur in Maßen

Als Getränke empfehlen wir Ihnen morgens Mineralwasser, Früchte- oder Kräutertee. Etwas Zurückhaltung ist bei koffeinhaltigen Getränken wie Kaffee und Tee ratsam. Neueste Untersuchungen bescheinigen dem Koffein in großen Mengen eine Blutzucker erhöhende Wirkung. Zwei bis drei Tassen Kaffee pro Tag sind aber in Ordnung. Alternativ können Sie koffeinfreien Kaffee oder Rooibuschtee genießen.

Schnellstart für Morgenmuffel

Wenn Sie zu den Morgenmuffeln gehören, Ihnen das frühe Aufstehen schwer fällt und Sie keinen Bissen herunterkriegen, holen Sie Ihr Frühstück ein bis zwei Stunden später nach.

Bringen Sie dann Körper und Geist mit einem Stück Obst, einem Glas Mineralwasser, Milch oder Buttermilch verfeinert mit einer Portion eines Soja-Honig-Joghurt-Gemisches (Vitalkost) aus der Apotheke auf Trab. Wir bieten Ihnen für diesen morgendlichen Schnell-Start leckere Rezepte.

Kräuterquark mit Kürbiskernen

300 g Quark, Magerstufe
frisch gemahlener Pfeffer
2 TL Kürbiskerne
$^{1}/_{2}$ Kopf Radicchio
3 EL fettarme Milch
Jodsalz
4 EL gehackte Kräuter
(z. B. Petersilie, Schnittlauch, Kerbel, Zitronenmelisse, Borretsch)

1. Den Quark mit Milch, Pfeffer, Salz und den Kräutern verrühren.
2. Kürbiskerne in einer Pfanne ohne Fett leicht rösten.
3. Die Quarkmasse portionsweise auf Radicchioblättern anrichten und mit den Kürbiskernen bestreuen.

TIPP

Wer es schon in der Frühe herzhaft und etwas deftig mag, darf bei Rührei pur oder mit einer Portion Fisch oder Fleisch ohne Reue zugreifen. Rohkost wie Gurken, Tomaten, Paprika, Radieschen schmeckt sehr gut dazu.

Forellenquark

50 g Forellenfilet
1 EL saure Sahne
Jodsalz
100 g Quark, Magerstufe
2 TL Meerrettich
Pfeffer

Forellenfilet mit Quark, saurer Sahne, Meerrettich und Gewürzen pürieren.

Eierquark

250 g Quark, Magerstufe
4 EL Mineralwasser mit Kohlensäure
Jodsalz
Edelsüßpaprika
1 Ei, hart gekocht
1 EL Schnittlauch, gehackt
Pfeffer

1. Quark mit Mineralwasser cremig rühren.
2. Ei hacken und zusammen mit dem Schnittlauch unter den Quark geben.
3. Mit den Gewürzen abschmecken.

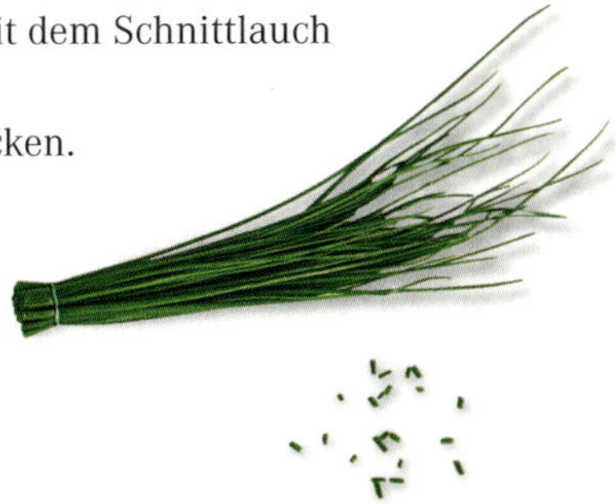

Krabbenrührei (für 2 Personen)

100 g geschälte Nordseekrabben
Salz
2 Eier
1 EL Rapsöl
1 EL Zitronensaft
Pfeffer
2 EL Milch
frischer Dill, fein gehackt

1. Die Krabben mit Zitronensaft beträufeln, salzen und pfeffern. Eier und Milch verrühren, salzen und pfeffern.
2. Rapsöl in einer Pfanne erwärmen, die Eier hineingießen und bei mittlerer Hitze stocken lassen, bis die Masse am Rand gerade fest wird.
3. Die Krabben in die Pfanne streuen und unter die Eiermasse mischen, alles fertig stocken lassen.
4. Mit frischem Dill bestreuen.

Rührei mit scharfen Kräutertomaten (für 2 Personen)

2 Eier
1 TL Rapsöl
2 Fleischtomaten
Kräuter der Provence
2 EL Milch
Pfeffer, Salz
Cayennepfeffer
1 TL Olivenöl

1. Eier mit Milch, Pfeffer und Salz verrühren. Rapsöl in der Pfanne erhitzen und die Eiermasse einrühren. Eier bei kleiner Hitze unter Rühren stocken lassen.
2. Tomaten in Scheiben schneiden, mit Gewürzen und Kräutern bestreuen. Olivenöl in einer Pfanne erhitzen. Tomatenscheiben einlegen und ca. 2 Minuten im heißen Öl dünsten.
3. Eier und Tomaten gemeinsam auf einem Teller anrichten.

TIPP

Noch kräftiger wird das Frühstück, wenn Sie mit den Tomaten 30 Gramm gewürfelten gekochten oder geräucherten Schinken braten.

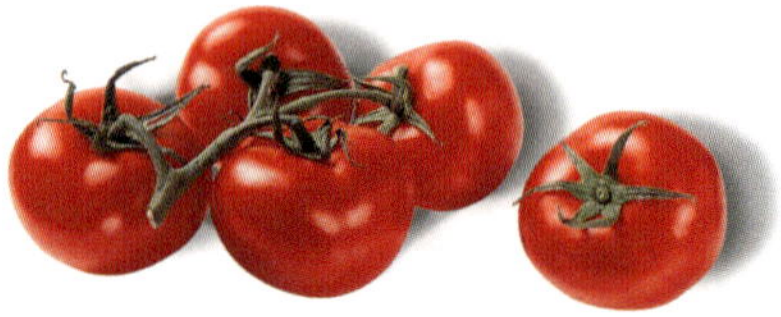

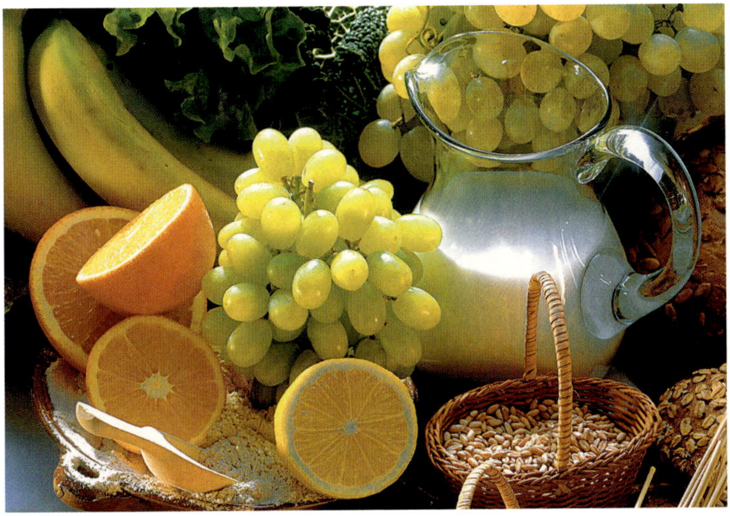

Ein guter Start in den Tag – zuckerfreies Müsli mit frischem Obst

Müsli mit frischem Obst (für 2 Personen)

2 EL Haferflocken
je 2 TL gehackte Walnüsse, gehackte Haselnüsse oder Mandeln, Kokosflocken
300 ml Milch, Joghurt oder Dickmilch (1,5 % Fett)
2 EL Sojaflocken
2 EL getrocknete Aprikosen oder andere Trockenfrüchte
3 Stücke Obst, z.B. Apfel, Birne, Pfirsich, Nektarine, Mango

1. Die Flocken miteinander vermengen. Die gehackten Nüsse unterrühren. Die getrockneten Aprikosen klein schneiden und untermischen.
2. Frischobst in kleine Stücke schneiden und auf die Müslimischung geben.
3. Mit Milch, Joghurt oder Dickmilch übergießen.

Von dieser Müslimischung können Sie problemlos eine größere Menge anmischen, sodass Sie morgens nur noch frisches Obst und Milch oder Joghurt unterrühren müssen.

INFO

Wenn Sie eine fertige Müslimischung einkaufen, achten Sie darauf, dass sie frei von Zucker und Honig ist. Das ist besser für Ihren Blutzucker und Ihre Figur.

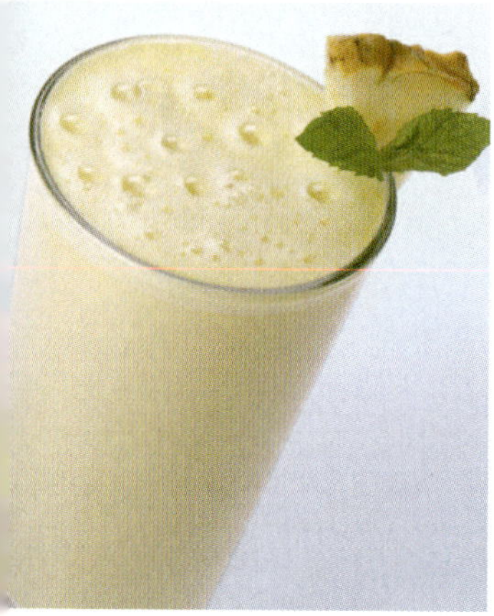

* Vitalkost ist eine hochwertige Kombination aus Soja- und Milcheiweiß mit Honigenzymen, die Sie in der Apotheke erhalten. Unsere Tipps eignen sich auch gut für den kleinen Hunger zwischendurch, als Dessert nach einem leichten Abendessen oder nach allzu üppigen Mahlzeiten am Tag als Ersatz für das Abendessen.

Gute-Laune-Tipps mit Vitalkost*

Schoko-Milch mit Kokosraspeln (für 2 Personen)

250 ml Milch, 1,5 % Fett
1 EL Kokosraspel
3 EL Vitalkost
250 ml Buttermilch
25 g Bitterschokolade (min. 75 % Kakaoanteil)

1. Die Milch erwärmen und die Schokolade darin unter Rühren schmelzen lassen.
2. 125 ml Buttermilch einrühren.
3. Vitalkost einstreuen und gut unterrühren, bis keine Klumpen mehr vorhanden sind.
4. 125 ml Buttermilch und Kokosraspeln unterrühren.

Buttermilch-Flip (für 2 Personen)

250 ml Buttermilch
1 Msp Zimt oder etwas abgeriebene Zitronenschale
250 ml Milch
4 EL Vitalkost

1. Milch und Buttermilch mischen.
2. Vitalkost einstreuen und gut verrühren.
3. Mit Zimt oder abgeriebener Zitronenschale würzen.

Feurig scharfer Tomatendrink (für 2 Personen)

500 ml Tomatensaft
4 EL Vitalkost
Pfeffer aus der Mühle
2 Spritzer Tabasco
einige Blättchen frische Minze, fein gehackt

1. Vitalkost in den Tomatensaft streuen und gut verrühren.
2. Mit frisch gemahlenem Pfeffer würzen.
3. Auf zwei Gläser verteilen und jeweils mit einem Spritzer Tabasco scharf würzen. Mit gehackter Minze garnieren.

Eisgekühler Muntermacher (für 2 Personen)

1/2 l starker Kaffee, kalt	4 EL Vitalkost
1 Spritzer Süßstoff	6 Eiswürfel

1. Vitalkost in den kalten Kaffee einstreuen und gut unterrühren. Mit Süßstoff würzen.
2. Auf zwei Gläser verteilen, mit Eiswürfeln und einem Strohhalm servieren.

Kleine herzhafte Gerichte, Salate und Suppen

Genießen Sie diese leichten Gerichte als Vorspeise, als Beilage zu gegrilltem Fleisch oder Fisch, als Zwischenmahlzeit oder auch als Hauptgericht bei kleinem Hunger.

Kohlrabisalat mit Möhren und Nüssen

2 kleine Kohlrabiknollen (ca. 400 g)	400 g Möhren
1 Bund Schnittlauch	100 g Sahne
100 g Joghurt, natur (1,5 % Fett)	1 TL Kräutersenf
1 EL milder Obstessig	weißer Pfeffer aus der Mühle
2 TL Walnussöl	70 g Walnusskerne

1. Die zarten Kohlrabiblättchen abschneiden, waschen, trockentupfen und hacken. Die Kohlrabiknolle und die Möhren schälen, waschen, abtrocknen und raspeln. Den Schnittlauch in Röllchen schneiden.
2. Die Sahne mit dem Joghurt cremig rühren, mit Essig, Senf, Salz, Pfeffer und Öl würzen.
3. Den Kohlrabi mit den Möhren, dem Kohlrabigrün und dem Schnittlauch in eine Schüssel geben, das Dressing drübergießen und vorsichtig unterheben.
4. Die Walnüsse grob hacken und über den Salat streuen.

Winterlicher Blattsalat

2 Eier
75 g Feldsalat
1 kleiner Kopf Endiviensalat
1 EL Kapern
Süßstoff
Jodsalz
5 EL Olivenöl
2 saure Gurken
1 kleiner Kopf Radicchio
1 Bund Schnittlauch
3 EL Essig, mild
1 TL scharfer Senf
weißer Pfeffer aus der Mühle
1/2 Kästchen Gartenkresse

1. Die Eier in ca. 8 Minuten hart kochen, abschrecken, schälen, etwas abkühlen lassen und fein hacken. Die Gurken würfeln.
2. Die Blattsalate putzen, waschen und trocken schwenken. Den Radicchio in kleine Stücke zupfen, den Endiviensalat in feine Streifen schneiden. Alle Salate in einer Schüssel mischen. Den Schnittlauch waschen und in feine Röllchen schneiden. Mit den Eiern, den Gurken und den Kapern mischen.
3. Essig mit Süßstoff, Senf, Salz und Pfeffer verrühren. Das Öl mit einem Schneebesen darunter rühren. Die Soße über den Salat gießen und vorsichtig unterheben.
4. Den Salat auf Teller verteilen und mit der Schnittlauch-Ei-Mischung bestreuen.
5. Die Kresse abschneiden und den Salat damit garnieren.

Bunter Paprikasalat mit Bohnen

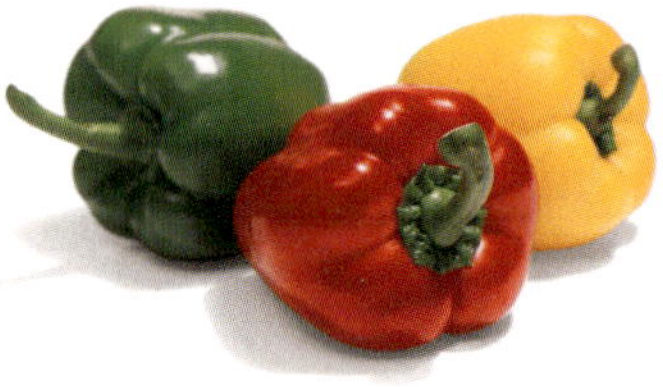

1 Paket tiefgefrorene Dicke Bohnen
1/2 l Gemüsebrühe
1 Bund Frühlingszwiebeln
4 Zweige frischer Thymian
1 EL Senf, Jodsalz
1 getrocknete rote Pfefferschote
je 1 grüne, rote und gelbe Paprikaschote
4 EL Himbeeressig
6 EL Olivenöl

1. Die dicken Bohnen mit der Pfefferschote und der Gemüsebrühe einmal aufkochen und zugedeckt 20 Minuten garen.
2. Die Paprikaschoten putzen, waschen, von den Kernen befreien und in feine Streifen schneiden.

3. Die Frühlingszwiebeln putzen, waschen und mit etwa zwei Dritteln des Grüns in feine Ringe schneiden. Den Thymian waschen und die Blättchen abzupfen.
4. Die gegarten Bohnen abgießen, die Brühe auffangen, die Pfefferschoten wegwerfen.
5. Die Gemüsebrühe mit dem Essig, dem Senf, den Salz und dem Öl verrühren. Die Bohnen mit den Paprikaschoten, den Zwiebelringen und dem Thymian mischen, das Dressing darübergießen und vorsichtig unterheben.

Sommersalat mit frischen Früchten und Champignons

1 Bund Rucola
1 Zwiebel
1 kleine Salatgurke
2 Kiwis
200 g Champignons
1 Bund Schnittlauch
6 EL weißer Balsamicoessig
je 1 TL Pesto und mittelscharfer Senf
1 Kopf Lollo rosso, Friseesalat oder Eichblattsalat
1 gelbe Paprikaschote
1 Mango
1 EL Öl
2 Tomaten
1 EL Walnussöl
Jodsalz, Pfeffer, Süßstoff

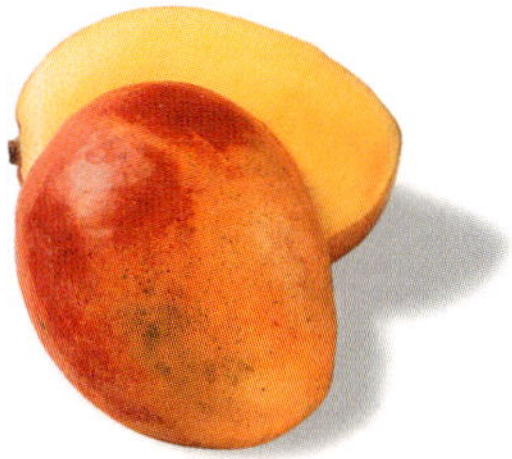

1. Den Salat putzen, waschen, trockenschleudern und zerkleinern. Zwiebel schälen und in Ringe schneiden, Gurke waschen und würfeln. Paprikaschote waschen, entkernen und in mundgerechte Stücke zerkleinern.
2. Kiwi schälen und in Scheiben schneiden. Mango vom Kern lösen, schälen und in Streifen schneiden.
3. Die Champignons schälen und vierteln, den Schnittlauch in Röllchen schneiden. Die Tomaten mit kochendem Wasser überbrühen, enthäuten und im Mixer pürieren. Essig, Öl, Senf und Pesto hinzufügen und mit Salz, Pfeffer und Süßstoff würzen.
4. Die Champignons in der Pfanne mit 1 EL Öl bräunen. Die Marinade über den Blattsalat gießen und auf vier Tellern verteilen. Das Obst dazulegen. Die Champignons darüber verteilen und mit den Schnittlauchröllchen bestreuen.

Mariniertes Hähnchenfilet auf Wirsingsalat

1 Hühnerbrust (etwa 200 g)
1/2 Bund Zitronenmelisse
4 EL Rapsöl
2 EL Sesamsamen
4 EL Essig (mild)
Pfeffer aus der Mühle
1/2 unbehandelte Zitrone
1 Knoblauchzehe
1 Kopf Wirsing (ca. 1 kg)
4 EL Gemüsebrühe
Jodsalz
1 EL Schnittlauchröllchen

1. Etwas Zitronenschale in feine Streifen schneiden. Die Zitrone auspressen. Zitronenmelisse waschen, trockentupfen und grob zerkleinern. Die Knoblauchzehe schälen und hacken. Alles mit 1 EL Öl vermischen und über das Fleisch gießen, zugedeckt 1 Stunde marinieren lassen. Dabei mehrfach wenden.
2. Den Wirsing von den welken, äußeren Blättern befreien, vierteln und den Strunk herausschneiden. Den Kohl waschen und in feine Streifen schneiden.
3. Sesamsamen in einer Pfanne ohne Fett rösten. Gemüsebrühe mit Essig, Salz und Pfeffer verrühren. 3 EL Öl in einer Pfanne erhitzen und den Kohl portionsweise bei mittlerer Hitze unter ständigem Rühren braten und auf 4 Teller verteilen.
4. Das Fleisch aus der Marinade nehmen und bei starker Hitze in der Pfanne etwa 2 Minuten braten, bis es durchgegart ist. Das Fleisch herausnehmen, in dünne Scheiben schneiden und auf dem Wirsing anrichten.
5. Die Marinade mit der Zitronenschale, der Melisse und dem Knoblauch in die Pfanne gießen und den Knoblauch glasig dünsten. Mit der Essigmischung ablöschen. Die Flüssigkeit über dem Kohl und dem Fleisch verteilen, den Sesam und den Schnittlauch darüber streuen.

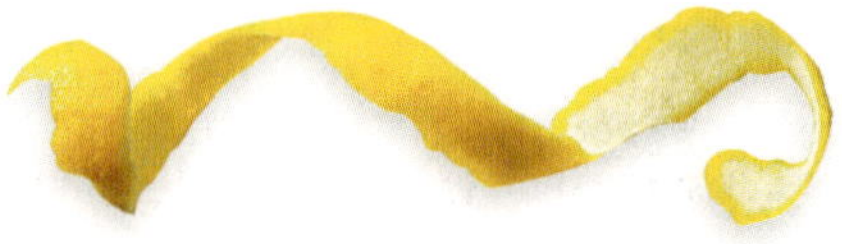

Tomatensuppe mit Gurken

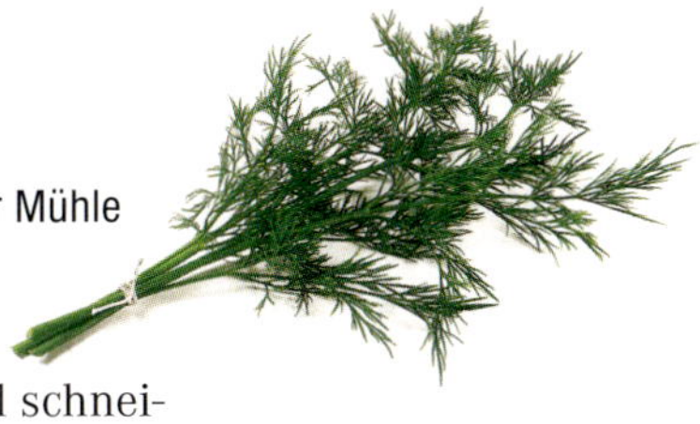

300 g vollreife Tomaten	1 Schmorgurke
1 Zwiebel	1 Bund Dill
2 EL Olivenöl	1/2 l Gemüsebrühe
Jodsalz	Schwarzer Pfeffer aus der Mühle
1 Spritzer Süßstoff	100 g saure Sahne

1. Die Tomaten überbrühen, häuten und in kleine Würfel schneiden. Die Gurke schälen, halbieren, von den Kernen befreien und in feine Scheiben schneiden. Die Zwiebel schälen und fein hacken. Den Dill waschen und von den Stielen abzupfen.
2. Das Öl in einer Pfanne erhitzen. Die Tomatenwürfel, die Gurken und die Zwiebel bei mittlerer Hitze 2 Minuten schmoren. Die Dillstiele und die Gemüsebrühe hinzufügen, die Suppe mit Salz, Pfeffer und Süßstoff würzen und zugedeckt bei schwacher Hitze ca. 10 Minuten garen.
3. Die Dillblättchen hacken. Die saure Sahne in die Suppe rühren und noch einmal erhitzen. Die Suppe mit dem Dill bestreuen.

Kürbissuppe mit Safran

1 Zwiebel	2 Knoblauchzehen
350 g Kürbisfruchtfleisch	100 g Kartoffeln
4 EL Olivenöl	1 Msp Safranfäden
Jodsalz	1/2 l Milch
1 Prise Muskat	2 TL frische Thymianblättchen

1. Die Zwiebel und die Knoblauchzehen schälen und fein hacken. Das Kürbisfleisch in nicht zu kleine Würfel schneiden. Die Kartoffel waschen, schälen und ebenfalls würfeln.
2. Das Öl in einem Topf erhitzen, Zwiebeln und Knoblauch darin dünsten. Die Kürbis- und die Kartoffelstücke dazugeben und 200 ml Wasser angießen. Mit Safran und Salz würzen.
3. Die Suppe ca. 20 Minuten köcheln lassen. Die Suppe pürieren, dabei langsam die Milch zugießen. Wieder leicht erhitzen.

Feines mit Fisch

Spanischer Fischtopf mit Tomaten und Oliven

800 g Fischfilet (Seelachs, Rotbarsch)
150 g Zwiebeln
800 g Tomaten
125 ml Sahne
1 Bund Petersilie, gehackt
2 EL Zitronensaft
2 EL Olivenöl
50 g grüne Oliven, ohne Stein
Jodsalz, Pfeffer aus der Mühle
1 EL Sojasoße

1. Fisch waschen, säuern, salzen und pfeffern und in kleinere Stücke schneiden. Zwiebeln schälen, fein hacken und im Olivenöl glasig dünsten. Tomaten waschen und klein würfeln, zu den Zwiebeln geben. Alles bei mittlerer Hitze einkochen lassen, bis es cremig wird.
2. Zwei Drittel der Oliven klein schneiden und mit der Sahne zu den Tomaten geben. Mit Salz, Pfeffer und Sojasauce würzen.
3. Die Fischstücke in die Soße legen und bei mittlerer Hitze ca. 10 Minuten ziehen lassen. Die Petersilie und die restlichen Oliven über den Fischtopf geben.

Garnelen im Paprikasalat

je 2 rote und gelbe Paprikaschoten
1 Kopf Friséesalat
250 ml Tomatensaft
1 Knoblauchzehe
schwarzer Pfeffer aus der Mühle
8 EL Olivenöl
1 kleines Bund Koriandergrün
3 EL Zitronensaft
Jodsalz
20 Garnelen (ohne Kopf und ohne Schale)

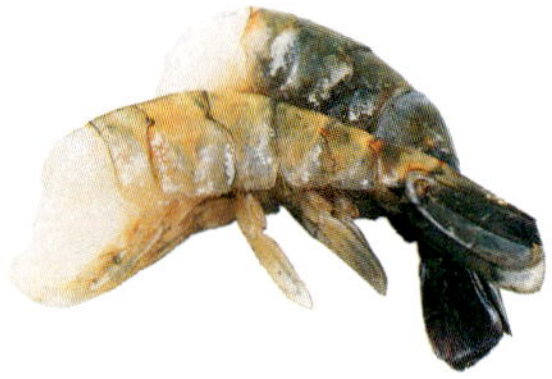

1. Die Paprikaschoten vierteln, putzen und mit der Hautseite nach oben auf ein Backblech legen. Auf der obersten Einschubleiste unter dem Grill ca. 8 Minuten rösten, bis die Haut schwarz wird. Paprika aus dem Ofen nehmen und 5 Minuten mit einem feuchten Tuch bedecken. Die Haut abziehen, das Fruchtfleisch in Stücke schneiden und mit 5 EL Olivenöl mischen.

2. Den Salat waschen, die Blätter in kleine Stücke reißen. Koriandergrün bis auf einige Blättchen für die Dekoration fein hacken. Den Tomatensaft mit Zitronensaft und der zerdrückten Knoblauchzehe verrühren, mit Salz und Pfeffer würzen, das gehackte Koriandergrün untermischen. Die Sauce mit den Paprikastücken mischen.
3. Die Garnelen entdarmen, kalt abwaschen, trockentupfen und salzen. Die Garnelen bei starker Hitze in heißem Öl 2 bis 3 Minuten braten.
4. Paprika und Salat portionsweise auf Tellern verteilen, die Garnelen darauf verteilen und mit Koriandergrün dekorieren.

Gebratener Lachs mit Gurke

2 Salatgurken
750 g Lachsfilet
4 EL Rapsöl
Dillzweige und Limettenviertel zum Garnieren
50 g Weizenvollkornmehl
Jodsalz, Pfeffer aus der Mühle
200 ml Geflügelfond (aus dem Glas)
1 Spritzer Süßstoff

1. Die Gurken schälen und längs halbieren. Mit einem Teelöffel die Kerne auskratzen. Die Gurke nochmals längs halbieren und in 2 cm große Würfel schneiden.
2. Das Mehl in eine Schüssel geben, mit Salz und Pfeffer würzen. Das Lachsfilet in Würfel schneiden und von allen Seiten im Mehl wenden, gut abklopfen. Das Öl in einer Pfanne erhitzen, die Hälfte der Lachswürfel von allen Seiten darin goldgelb braten. Aus der Pfanne nehmen und warm stellen.
3. Das restliche Öl in der Pfanne erhitzen und die restlichen Lachswürfel darin braten, ebenfalls warm stellen.
4. Die Pfanne auswischen und die Gurkenwürfel in die Pfanne geben. Den Geflügelfond hinzufügen. 4 bis 5 Minuten kochen lassen. Mit Salz und evtl. wenig Süßstoff abschmecken.
5. Die Lachswürfel zu den Gurken geben und mit Dillzweigen und Limettenvierteln garnieren.

Gerichte mit Fleisch

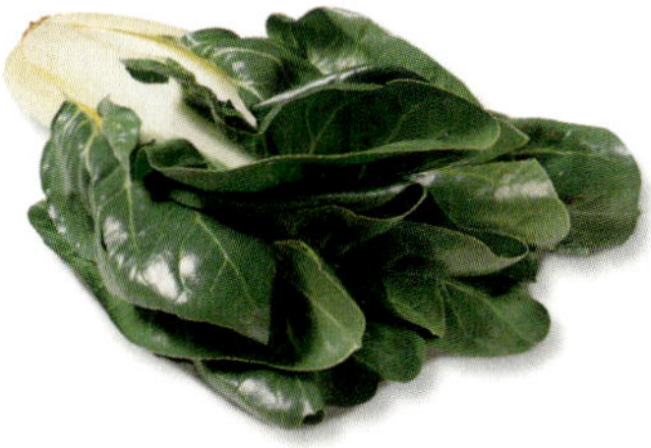

Süß-saure Putenbrustrouladen auf Mangold

4 Putenschnitzel (à 150 g)
Pfeffer aus der Mühle
2 Möhren
2 EL gehackte Petersilie
2 EL Tomatenmark
200 ml Geflügelbrühe
2 EL Rapsöl
Jodsalz
120 g Sojasprossen
1 kleines Stück Ingwer
2 EL Öl
2 EL Apfelessig
600 g Mangold
1 TL gemahlener Koriander

1. Das Fleisch salzen und pfeffern.
2. Die Sojasprossen für etwa 15 Minuten in kochendes Wasser geben und danach abschrecken. Die Möhren putzen, waschen und in kleine Würfel schneiden. Den Ingwer schälen und fein würfeln. Die Sprossen mit der Hälfte der Karottenwürfel und der Petersilie vermischen und auf die Putenschnitzel geben, die Fleischränder etwas einschlagen, die Rouladen aufrollen und zustecken.
3. Das Öl in einem Topf erhitzen und die Rouladen von allen Seiten anbraten, danach aus dem Topf nehmen und auf einen Teller legen. Die restlichen Karottenwürfel in der Pfanne anschwitzen und anschließend Tomatenmark, Apfelessig, Honig und Geflügelbrühe dazugeben und alles einmal aufkochen.
4. Die Rouladen in die Sauce legen und bei schwacher Hitze zugedeckt etwa 15 Minuten garen.
5. Den Mangold gründlich waschen und die Blätter grob hacken. Das Öl in einem Topf erhitzen und den Mangold anschwitzen. Zugedeckt etwa 5 Minuten dünsten. Das Gemüse mit Salz, Pfeffer und Koriander abschmecken.
6. Die Rouladen vor dem Anrichten einmal schräg durchschneiden, etwas Sauce dazugeben und mit dem Mangold auf Tellern anrichten.

Tipp: Dazu passt gut ein gemischter Salat!

Schweinemedaillons aus der Toskana

150 g Trockenpflaumen ohne Stein
1/2 Vanilleschote
500 g Schweinefilet
2 EL Akazienhonig (oder 1 Spritzer Süßstoff)
2 EL Rapsöl
Jodsalz, Pfeffer aus der Mühle
1/2 l Pflaumensaft
Zimtstange
2 Möhren
2 kleine Äpfel
4 Tomaten
100 g saure Sahne
1 Prise Ingwerpulver

1. Die Pflaumen in einer Schüssel mit dem Pflaumensaft übergießen, die Vanilleschote längs aufschlitzen und zusammen mit der Zimtstange in die Flüssigkeit geben. Die Pflaumen zugedeckt etwa 12 Stunden quellen lassen.
2. Das Schweinefilet in 8 gleich große Stücke zerteilen und etwas flach klopfen. Die Pflaumen in der Marinade aufkochen und mit Honig oder Süßstoff würzen. Die Möhren putzen, waschen und in kleine Würfel teilen. Die Äpfel waschen, vierteln, das Kerngehäuse entfernen und fein würfeln. Die Tomaten mit heißem Wasser überbrühen, häuten und fein würfeln. Die Schweinemedaillons in heißem Öl in der Pfanne von beiden Seiten anbraten und aus der Pfanne nehmen.
3. Die Möhren und die Äpfel in die Pfanne geben, kurz anbraten und mit etwas Pflaumensaft ablöschen.
4. Das Fleisch hinein geben und zugedeckt ca. 10 Minuten schmoren lassen. Das Fleisch aus der Pfanne nehmen und warm stellen.
5. Den restlichen Pflaumensaft und die Pflaumen zugedeckt zu den Karotten und Äpfeln geben und in der Pfanne auf die Hälfte einkochen lassen. Die saure Sahne und die Tomatenwürfel unterrühren und alles mit Salz, Pfeffer und Ingwerpulver abschmecken.
6. Das Fleisch auf einer Platte anrichten, die Pflaumen drum herumlegen und mit Sauce übergießen.

Tipp: Dazu schmecken sehr gut Zuckererbsenschoten.

TIPP

Dazu schmeckt gut ein grüner Blattsalat, eine Scheibe Vollkornbrot oder eine kleine Portion Naturreis.

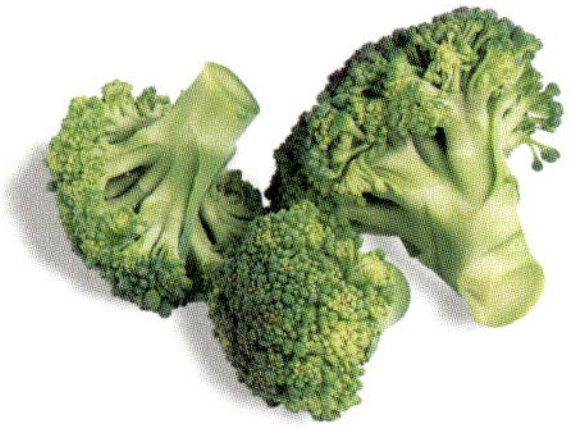

Hähnchengeschnetzeltes mit Walnüssen

500 g Hähnchenbrustfilet
Jodsalz, Pfeffer aus der Mühle
4 EL Rapsöl
100 g Walnüsse
2 TL Sojasauce
500 g Brokkoli
2 Knoblauchzehen
1 TL geriebener Ingwer
2 TL trockener Sherry
2 TL Speisestärke

1. Die Hähnchenbrustfilets in feine Streifen schneiden. Mit Salz und Pfeffer würzen.
2. Den Brokkoli waschen und in feine Röschen zerteilen. Den Knoblauch schälen und fein hacken. 2 EL Öl in einer Pfanne erhitzen und den Brokkoli darin andünsten. Aus der Pfanne nehmen und warm stellen.
3. Die Walnüsse grob hacken. Das restliche Öl erhitzen und den Ingwer mit dem Knoblauch darin andünsten. Das Fleisch dazugeben und in ca. 8 Minuten anbraten. Die Walnüsse unterrühren.
4. Sherry und Sojasauce mit der Speisestärke und 2 TL Wasser verrühren und das Hühnerfleisch damit angießen.
5. Unter Rühren aufkochen lassen, bis die Sauce leicht andickt. Den Brokkoli vorsichtig unterheben.

Kalbsschnitzel à la Romana

600 g Kalbsschnitzel (dünn)
Pfeffer aus der Mühle
2 EL Vollkornmehl
200 ml Gemüsebrühe
1 Knoblauchzehe
3 EL Rapsöl
1 TL süßen Senf
1 Bund Frühlingszwiebeln
Jodsalz
Curry
100 g rote Linsen
1 Zwiebel
300 g Zucchini
3 EL Apfelessig
250 g Cocktailtomaten
1 Bund Petersilie

1. Die Schnitzel jeweils in drei Teile schneiden. Mit Jodsalz, Pfeffer und Curry würzen, dünn mit Vollkornmehl bestäuben.

2. Die Linsen in der Gemüsebrühe garen. Die Zwiebel und die Knoblauchzehe fein hacken und die Zucchini in Würfel schneiden. Die Schnitzel in heißem Öl bei milder Hitze ca. 4 Minuten braten.
3. Das restliche Öl in einem Topf erhitzen, Zwiebel- und Knoblauchwürfel darin andünsten, die Zucchiniwürfel dazugeben und schmoren lassen. Die gegarten Linsen, den Essig und den Senf dazugeben, die Cocktailtomaten halbieren, hinzufügen und kurz garen lassen. Das Ganze mit Pfeffer abschmecken.
4. Die Frühlingszwiebeln putzen, waschen und in feine Ringe schneiden. Die Petersilie waschen und fein hacken. Frühlingszwiebeln und Petersilie über das Gemüse streuen.

Putensteak auf Löwenzahnsalat

4 Putensteaks à 80 g
Pfeffer aus der Mühle
4 Tl Olivenöl
2 Zwiebeln
400 g Kirschtomaten
1 Bund Petersilie, gehackt
Jodsalz
2 Tl Thymian
50 g Schwarzwälder Schinken
400 g Löwenzahn
300 g Champignons
6 EL Sherryessig

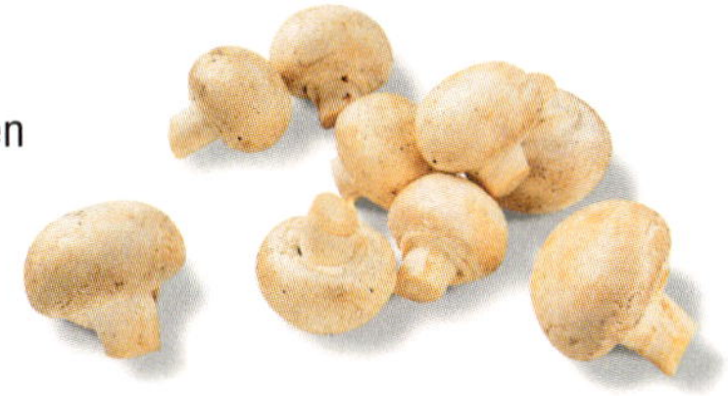

1. Putensteaks leicht klopfen, salzen, pfeffern und mit Thymian einreiben. 2 TL Olivenöl darüber verteilen und zugedeckt 1 Stunde durchziehen lassen.
2. Schinken und Zwiebel fein würfeln. Die Löwenzahnblätter gründlich waschen, die Kirschtomaten waschen und halbieren, die Champignons putzen und blättrig schneiden.
3. Die Putensteaks halbieren und in dem restlichen Öl zusammen mit den Zwiebeln, dem Schinken und den Champignons 6 Minuten unter gelegentlichem Wenden braten. Zuletzt die Petersilie untermischen.
4. Das Fleisch mit dem Sherryessig ablöschen.
5. Den Löwenzahnsalat auf Tellern verteilen und die lauwarmen Putenschnitzel darauf anrichten.

TIPP

Wer es noch etwas pikanter mag: 2–3 EL Essig mit Salz und Pfeffer und 1 Spritzer Süßstoff verrühren und den Salat damit beträufeln. Die Putensteaks schmecken auch sehr gut auf Rucolasalat.

Vegetarische Köstlichkeiten

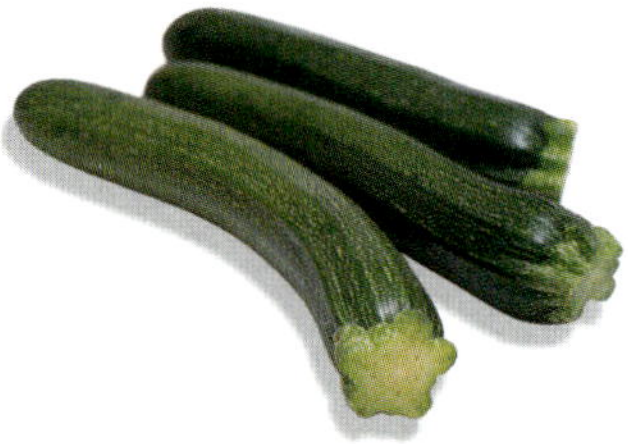

Zucchiniragout mit Champignons

4 mittelgroße Zucchini
2 Knoblauchzehen
Saft von 1/2 Zitrone
2 EL Olivenöl
100 g Sahne
weißer Pfeffer aus der Mühle
1 Bund Basilikum
1 Zwiebel
250 g Champignons
8 Tomaten
1/2 Glas trockenen Weißwein
Jodsalz
Cayennepfeffer

1. Die Zucchini waschen, halbieren und in Würfel schneiden. Die Zwiebel und die Knoblauchzehen schälen und fein hacken.
2. Die Champignons putzen, kurz in Zitronenwasser waschen, große Champignons halbieren und mit Zitronensaft beträufeln. Die Tomaten waschen, den Stielansatz entfernen und die Tomaten in kleine Würfel schneiden.
3. Olivenöl erhitzen, die Zwiebel- und die Knoblauchwürfel darin glasig dünsten, die Zucchini dazugeben und kurz mitschwitzen. Dann die Champignons und die Tomaten dazugeben. Den Weißwein und die Sahne zum Gemüse geben. Mit Salz, Pfeffer und Cayennepfeffer abschmecken.
4. Alles bei kleiner Hitze in 5 Minuten bissfest garen. Nochmals abschmecken und mit fein gehacktem Basilikum bestreuen.

Linseneintopf mit Chili

120 g grüne Linsen
500 g Porree
je 1-2 frische rote und grüne Chilischoten
100 g roten Linsen
Jodsalz
je nach Geschmack 1 Spritzer Süßstoff
120 g braune Linsen
150 g Möhren
2 EL Rapsöl
1-2 Kapseln gemahlener Safran
100 ml Weißwein oder Gemüsebrühe
Pfeffer aus der Mühle
1/2 Bund Basilikum
1 Becher Vollmilchjoghurt

1. Grüne und braune Linsen abspülen und mit $1^1/_2$ Liter kaltem Wasser aufkochen. Bei kleiner Hitze 30 Minuten garen lassen.
2. Porree putzen, längs aufschneiden, abspülen und in 3 cm lange Streifen schneiden. Chilischoten längs einschneiden, Kerne entfernen und die Schoten in feine Ringe schneiden. Möhren schälen und fein würfeln. Chiliringe und Möhrenwürfel im Öl 5 Minuten dünsten. Safran, abgespülte rote Linsen und Porree zugeben und 5 Minuten weiterdünsten.
3. Weißweinzugeben, aufkochen und alles unter die übrigen Linsen mischen. Das Ganze aufkochen und mit Salz, Pfeffer und evtl. Süßstoff abschmecken.
4. Basilikumblätter fein hacken und in den Joghurt rühren. Eintopf mit Basilikum-Joghurt servieren.

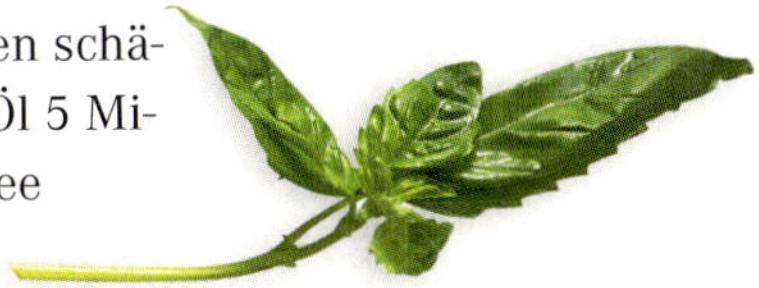

Gemüseauflauf

400 g Blumenkohl
Salz
100 g Romadur-Weichkäse (20 % Fett)
3 Eier
Muskat
400 g Brokkoli
4 Tomaten
5 EL Kaffeesahne (10 % Fett)
100 ml fettarme Milch (1,5 % Fett)
Chilipfeffer
1 TL Öl für die Form

1. Blumenkohl und Brokkoli putzen und in kleine Röschen teilen. Salzwasser in einem großen Topf aufkochen. Blumenkohl zugeben und fünf Minuten kochen. Dann den Brokkoli zufügen und weitere drei Minuten kochen. Gemüse abgießen und abtropfen lassen.
2. Tomaten überbrühen, häuten, entkernen und vierteln.
3. Käse mit der Rinde fein würfeln. Milch, Kaffeesahne, Eier und Käsewürfel verrühren und mit Salz, Chilipfeffer und geriebener Muskatnuss kräftig abschmecken.
4. Gemüse in eine gefettete ofenfeste Form geben und mit der Eiermilch begießen. Im vorgeheizten Backofen bei 200 Grad, Umluft 170 Grad, Gas Stufe 3 etwa 15 Minuten überbacken.

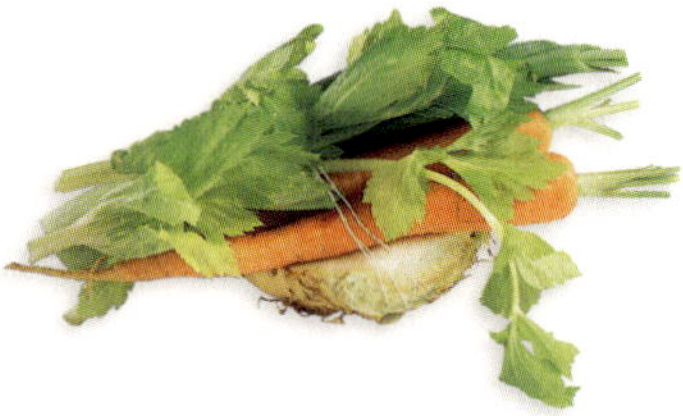

Überbackener Fenchel

- 1/2 Bund Suppengrün (Sellerie, Möhre, Lauch)
- 4 EL Olivenöl
- Jodsalz
- Paprikapulver
- 1 kg Fenchel (3-4 Fenchelknollen)
- schwarzer Pfeffer aus der Mühle
- 1 Gemüsezwiebel
- 1 Knoblauchzehe
- 1 Dose geschälte Tomaten (425 g)
- 1 Spritzer Süßstoff
- 1 Lorbeerblatt
- 200 g Mozzarella
- 50 g Pinienkerne

1. Die Zwiebel und das Suppengrün schälen bzw. putzen und waschen und in feine Würfel schneiden. Den Knoblauch schälen und fein hacken. In einem großen Topf 3 EL Öl erhitzen und die vorbereiteten Zutaten darin andünsten.
2. Die geschälten Tomaten auf einem Sieb abtropfen lassen, dabei den Saft auffangen. Die Tomaten grob hacken und zusammen mit dem Saft in den Topf geben. Das Ganze mit Salz, Zucker und Paprikapulver würzen, das Lorbeerblatt dazugeben und bei mittlerer Hitze 20 Minuten zugedeckt etwas einkochen lassen.
3. Inzwischen die Fenchelknollen putzen, dabei etwas Fenchelgrün abschneiden und beiseite stellen. Die Knollen waschen, längs vierteln und in kochendem Wasser etwa 3 Minuten vorgaren. Dann vorsichtig aus dem Topf heben und abtropfen lassen. Nun die Fenchelknollen in die Tomatensauce legen und zugedeckt 20 Minuten weiterdünsten, zwischendurch wenden.
4. Den Backofen vorheizen auf 200 Grad. Den Mozzarella in Scheiben schneiden. Die Fenchelknollen sowie die Tomatensauce (Lorbeerblatt entfernen!) in eine feuerfeste Form geben, obenauf die Mozzarellascheiben legen und alles pfeffern. Zum Schluss das Ganze mit dem restlichen Olivenöl beträufeln und im Ofen 8 bis 10 Minuten überbacken.
5. In der Zwischenzeit die Pinienkerne in einer Pfanne leicht anrösten. Den überbackenen Fenchel mit den Pinienkernen betreuen und mit etwas Fenchelgrün garnieren.

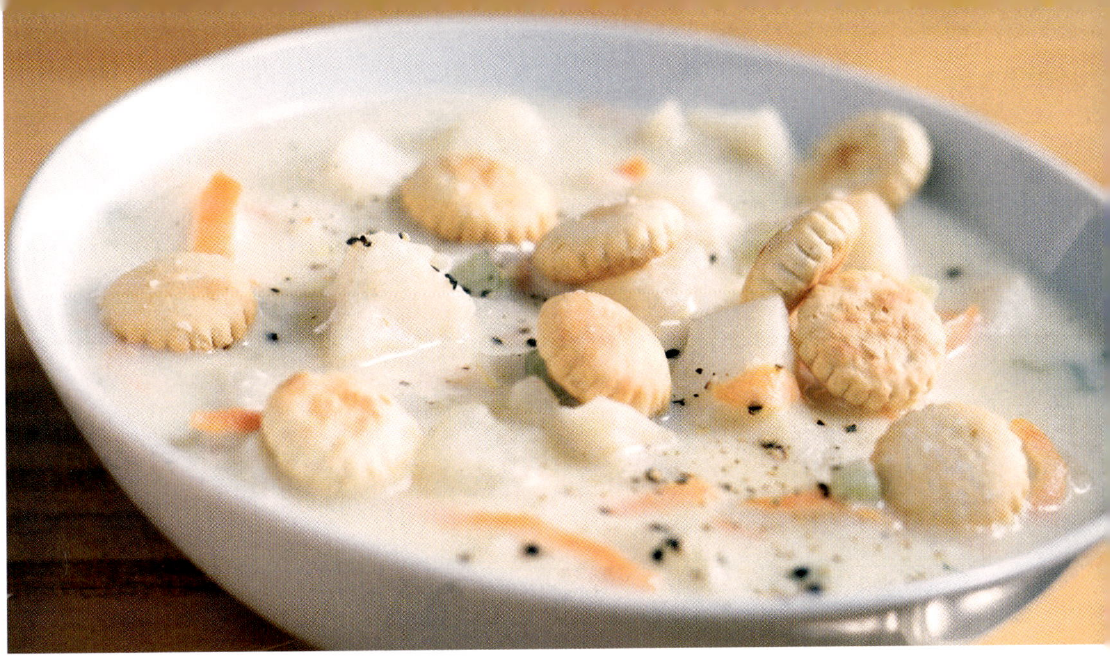

Abendmahlzeiten

Es spielt keine Rolle, zu welcher Tageszeit Sie kalt oder warm essen. Wenn Sie berufstätig sind und mittags nur Zeit für einen kalten Imbiss haben, können Sie ohne Probleme auch abends eine warme Mahlzeit einnehmen. Bedeutet Kochen für Sie Spaß und Entspannung, gönnen Sie sich das Vergnügen und leiten Sie mit einer Köstlichkeit in Ihrer Küche den Ausklang des Tages ein.

Egal ob kalt oder warm, für Ihr Wohlbefinden ist es wichtig, dass Sie Ihr Abendessen – wie alle anderen Mahlzeiten – in Ruhe und bewusst mit allen Sinnen genießen. Wenn Sie langsam essen und kleine Pausen zwischendurch einlegen, erspüren Sie eher ein angenehmes Sättigungsgefühl.

Wenn Sie berufstätig sind, können Sie jederzeit auch abends eine warme Mahlzeit zu sich nehmen.

Den Tag ausklingen lassen

Als Getränk empfehlen wir Ihnen Trink- oder Mineralwasser, ungesüßten grünen oder schwarzen Tee oder – wenn der Arzt keine Einwände hat – ein kleines Glas trockenen Wein. Aber Vorsicht: Alkohol hemmt die Fettverbrennung und lässt den Appetit wachsen. Optimal profitieren Sie von unseren Empfehlungen für eine gesunde Ernährung mit täglicher Bewegung. Wenn Sie am Tag nicht dazu gekommen sind, nutzen Sie die Abendstunden für einen Spaziergang. Bewegung entspannt und ist die beste Voraussetzung für guten Schlaf.

TIPP

Wenn Sie abends nur noch kleinen Hunger haben und Ihr Arzt damit einverstanden ist, verwöhnen Sie sich mit frischem Obst, einem herzhaften Salat und einer Portion Vitalkost aus der Apotheke.

Wichtige Begriffe rund um den Diabetes

Arteriosklerose: Erkrankungen der Blutgefäße, bei denen es zu Ablagerungen von so genannten Plaques aus Cholesterin, Fett und Zellabfällen an den Gefäßinnenwänden kommt. Arteriosklerose ist einer der Hauptgründe für schwere Herzerkrankungen und Schlaganfall. Sie wird begünstigt durch zunehmendes Alter, Fettleibigkeit, Rauchen, Bluthochdruck, erhöhte Cholesterinwerte und Diabetes mellitus.

Adrenalin: Hormon, das in der Nebenniere gebildet wird. Im Gegensatz zum Insulin wirkt Adrenalin Blutzucker steigernd.

Altinsulin: siehe Normalinsulin

Ballaststoffe: nicht verwertbare Kohlenhydrate, Pflanzen- und Nahrungsfasern. Sie machen lange satt, regen die Darmtätigkeit an, senken die Blutfette und sorgen für einen langsamen Anstieg des Blutzuckers.

Biguanide: Medikamente zur Behandlung erhöhter Blutzuckerwerte.

Blutzuckerwert: beschreibt die Zuckermenge im Blut. Der Blutzuckerwert wird in mg/dl (Milligramm pro Deziliter) oder mmol/l (Millimol pro Liter) angegeben. Normal ist ein Nüchtern-Blutzuckerwert unter 110 mg/dl.

BMI: Body-Mass-Index. Der BMI ist eine Maßeinheit zur Bewertung des Körpergewichts. Der BMI errechnet sich, indem das Körpergewicht in Kilogramm durch das Quadrat der Körpergröße in Meter dividiert wird. Ein BMI von 19 bis 25 gilt als Normalgewicht, von 25 bis 30 als leichtes und ab 30 als schweres Übergewicht.

Broteinheit (BE): Berechnungseinheit für Kohlenhydrate. 1 BE entspricht 12 Gramm Kohlenhydrate. In Österreich und der Schweiz ist die KH = Kohlenhydrateinheit gebräuchlich, die 10 g Kohlenhydraten entspricht.

Cholesterin: Fettart. Cholesterin ist vor allem in tierischen Lebensmitteln z.B. in Butter, Fleisch, Wurst, Eiern enthalten. Außerdem wird es vom Menschen in der Leber produziert. Cholesterin wird als Baustoff für Hormone und Gallensäuren gebraucht. Zu viel Cholesterin im Blut ist Hauptverursacher der Arteriosklerose.

Diabetes mellitus: wörtlich aus dem Griechischen: »Honigsüßer Durchfluss«. Gemeint ist die Zuckerkrankheit oder auch kurz Diabetes genannt.

Diabetische Nephropathie: Störungen der Nierenfunktion durch jahrelang schlecht eingestellten Diabetes.

Diabetische Neuropathie: Störungen der Nervenfunktion durch jahrelang schlecht eingestellten Diabetes.

Diabetische Retinopathie: Zerstörung kleinster Blutgefäße im Auge durch jahrelang schlecht geführten Diabetes. Die Folge sind Sehprobleme bis hin zur Erblindung.

Diabetischer Fuß: Mit dem diabetischen Fuß sind infizierte Wunden an den Füßen von Diabetikern gemeint, die durch eine schlechte Durchblutung hervorgerufen werden.

Diabetisches Koma: wird auch hyperglykämisches Koma genannt. Gemeint ist eine tiefe Bewusstlosigkeit aufgrund einer Überzuckerung.

Fruktosamin-Wert: Blutzuckerlangzeitwert, der Aufschluss über die Blutzuckereinstellung der letzten zwei Wochen gibt. Der Fruktosamin-Wert steht für alle »verzuckerten« Eiweiße im Blutserum und wird immer dann verwendet, wenn der $HbA1_C$-Wert keine genauen Angaben liefert (z.B. bei speziellen Formen der Blutarmut) bzw. die letzten beiden Wochen für die Therapie von besonderer Bedeutung sind.

Fruktose: Fruchtzucker = Fructose. Fruktose ist als Zuckeraustauschstoff in zahlreichen Diabetiker-Lebensmitteln enthalten. Ein Gramm Fruktose enthält vier Kilokalorien und damit genau so viel wie Haushaltszucker. Fruchtzucker wird nahezu insulinunabhängig im Körper abgebaut, schädigt aber das Körpereiweiß. Nicht empfehlenswert!

Glukagon: Hormon, das in der Bauchspeicheldrüse gebildet wird. Es setzt die Zuckerreserven aus der Leber frei und erhöht so den Blutzuckerspiegel. Glukagon wird bei schwerer Unterzuckerung (Hypoglykämie) gespritzt.

Glucosidasehemmer: Medikamente zur Senkung eines hohen Blutzuckerspiegels.

Glukose: Traubenzucker. Glukose ist der Hauptenergielieferant für die Körperzellen. Er wird über das Blut zu den Zellen transportiert.

Glykämischer Index: auch GI oder Glyx-Faktor genannt. Der GI beschreibt die Wirkung eines Lebensmittels auf den Blutzuckerspiegel. Ein hoher GI bedeutet, dass die Kohlenhydrate des Lebensmittels schnell verdaut werden und ins Blut gelangen, so dass der Blutzuckerspiegel schnell ansteigt. Diabetiker sollten Lebensmittel mit niedrigem glykämischem Index bevorzugen.

Glykogen: Speicherform der Glukose. Glykogen kommt hauptsächlich in der Leber und im Muskel vor. Bei Bedarf wird es in einzelne Glukosebausteine zerlegt und ins Blut abgegeben.

Hämoglobin: Bestandteil der roten Blutkörperchen, der den Sauerstoff transportiert.

$HbA1_C$-Wert: Gilt als das Blutzuckergedächtnis des Körpers. Der $HbA1_C$-Wert gibt die Konzentration der Hämoglobin-Moleküle an, die durch eine hohe Zuckerkonzentration im Blut Glucose gebunden haben. Mit dieser Messung wird die Blutzuckereinstellung von bis zu zehn Wochen vorher überprüfbar. Normalwert: < 6,5 %.

HDL: Abkürzung für »high density lipoprotein«. HDL ist die Transportform des Cholesterins im Blut. Es wird auch als »gutes Cholesterin« bezeichnet, weil es der Arteriosklerose entgegen wirkt.

Hyperglykämie: Überzuckerung

Hypertonie: erhöhter Blutdruck

Hypoglykämie: Unterzuckerung

Insulin: Hormon, das in der Bauchspeicheldrüse gebildet wird und dafür sorgt, dass die Zellen den Zucker aus dem Blut aufnehmen.

Insulin-Pen: stiftähnliche Insulinspritze mit austauschbaren Patronen und Nadeln.

Insulinpumpe: Gerät zur Verabreichung von Insulin. Die Insulinpumpe trägt der Diabetiker am Körper. Sie verabreicht automatisch die

Grundmenge an Insulin sowie auf Knopfdruck eine vorher eingestellte Insulinmenge.

Insulinresistenz: Das Insulin wirkt im Körper nicht richtig. Eine Insulinresistenz wird durch zu wenig Bewegung, Übergewicht und schlechte Ernährung ausgelöst. Sie besteht meistens schon mehrere Jahre, wenn der Diabetes festgestellt wird.

Insulinsentisizer: Medikamente zu Behandlung des Diabetes. Sie verbessern die Aufnahme von Glukose in die Zellen.

Kapillarblut: Blut aus den kleinsten Blutgefäßen.

Kohlenhydrateinheit: Einheit zur Abschätzung der blutzuckerwirksamen Kohlenhydrate in der Ernährung. 1 Kohlenhydrateinheit (KE) entspricht 10 bis 12 Gramm Kohlenhydrate.

Laktose: Milchzucker, der in Milch und Milchprodukten enthalten ist. Laktose wirkt in größeren Mengen abführend.

LDL: Abkürzung für »low density lipoprotein«. LDL ist eine Transportform des Cholesterins im Blut. Es wird auch als »schlechtes Cholesterin« bezeichnet, da es die Entstehung von Arteriosklerose fördert.

Makroangiopathie: krankhafte Veränderung an den großen Blutgefäßen.

Maltose: Malzzucker. Maltose besteht aus zwei Teilen Traubenzucker.

Mikroangiopathie: Schäden an den kleinen Blutgefäßen, die als Spätfolge des Diabetes entstehen.

Nierenschwelle: Wenn die Blutzuckerwerte eine Konzentration von 150 bis 200 mg/dl Blut übersteigen, wird Glukose auch im Urin ausgeschieden. Die Blutzuckerkonzentration, bei der die Harnzuckerausscheidung beginnt, wird als Nierenschwelle bezeichnet.

Normalinsulin: schnell und kurz wirkendes Insulin.

Nüchternblutzucker: Den Nüchternblutzuckerwert misst man vor der ersten Tagesmahlzeit nach achtstündigem Fasten. Bei Gesunden beträgt der Wert maximal 110 mg/dl.

Omega-3-Fettsäuren: Ungesättigte Fettsäuren, die vor allem in fettreichen Fischen sowie in Walnuss-, Raps-, Soja- und Leinöl enthalten sind. Sie können Gefäßkrankheiten vorbeugen.

Polyurie: Extrem große Urin-Ausscheidung als Zeichen für zu hohen Blutzucker.

Proteinurie: Nachweis von Protein (Eiweiß) im Urin als ein Hinweis auf mögliche Nierenschäden.

Saccharose: Haushaltszucker, der aus je einem Teil Trauben und Fruchtzucker besteht.

Spritz-Ess-Abstand: zeitlicher Abstand zwischen dem Spritzen von Insulin und der Aufnahme von Nahrungsmitteln.

Sulfonylharnstoffe: Medikamente zur Behandlung des Diabetes. Sie regen die Ausschüttung von Insulin aus der Bauchspeicheldrüse an.

Nützliche Adressen

Deutscher Diabetiker-Bund e.V.
Bundesgeschäftsstelle
Goethestr. 27
D-34119 Kassel
Tel.: (0561) 703 477 0
Fax: (0561) 703 477 1
E-Mail: info@diabetikerbund.de
Hier erfahren Sie auch die Adressen der Landesgeschäftsstellen.

Internetportale rund um Diabetes:
www.almased.de
www.diabetovital.de
www.mobilis-project.de

ISG – Informationszentrum für Sexualität und Gesundheit e.V.
Universitätsklinikum Freiburg
Hugstetter Strasse 55
D-79106 Freiburg
Infoline: (0180) 555 84 84 / Mo bis Fr, 15 bis 20 Uhr
E-Mail: info@isg-info.org

Literatur

Ambrosius, Petra; Cremer, Monika; Faller, Silvia:
Kochen und backen für Diabetiker.
Bassermann 2003

Drebing, Dr. Verena:
Diabetes und Folgeerkrankungen.
Trias Verlag 2004

Elmadfa, Ibrahim; Aign, Waltraute; Muskat, Erich:
Die große GU Nährwert-Kalorien-Tabelle.
Gräfe und Unzer 2001

Fettarm kochen.
Dr. Oetker, 2002

Grüsser, Monika; Jörgens, Viktor; Berger, Michael:
Vor dem Essen Insulin.
Kirchheim, Mainz, 2000

Heusch, Margarete; Lemloh, Anja:
BE – bequem berechnet, Tabelle für 530 Fertigprodukte, Süßigkeiten und Getränke.
TRIAS 2003

Jörgens, Viktor; Grüsser, Monika; Kronsbein, Peter:
Mit Insulin geht es mir wieder besser.
Kirchheim, Mainz 2004

Lauber, Hans:
Fit wie ein Diabetiker.
Kirchheim, Mainz 2004

Mall, Markus T.; Weger, Lutz:
Diabetes. Ein rechtlicher und sozialer Ratgeber.
Trias Verlag 2003

Metternich, Kirsten:
Nordic Walking.
Compact 2004

Middeke, Martin: Pospisil, Editha; Völker, Klaus:
Bluthochdruck senken ohne Medikamente.
TRIAS 2002

Standl, Eberhard:
Diabetes schnell verstehen und richtig handeln. Ernährung, Bewegung, Medikamente.
Karl F. Haug Fachbuchverlag 2003

Standl, Eberhard:
Kohlenhydrat- und Fettaustausch-Tabelle für Diabetiker.
TRIAS 2002

Teuscher, Arthur:
Gut leben mit Diabetes Typ 2.
Karl F. Haug Fachbuchverlag 2002

Thurm, Ulrike; Gehr, Bernhard:
Diabetes- und Sportfibel. Mit Diabetes weiter laufen.
Kirchheim, Mainz 2001

Undeutsch, Klaus:
Schnell informiert bei Bluthochdruck. 82 Antworten auf die häufigsten Fragen.
TRIAS 2002

Zänker, K. S.; Erxleben-Neis, J.; Gottschalk, G.; Schweig, N.:
Diabetes Typ 2 mellitus und Krebs – eine ernährungsorientierte Interventionsstudie.
Dt. Zeitschrift für Onkologie 37, S. 114-119 (2005)

Wichtiger Hinweis

Die im Buch veröffentlichten Ratschläge wurden mit größter Sorgfalt von Verfasser und Verlag erarbeitet und geprüft. Eine Garantie kann jedoch nicht übernommen werden. Ebenso ist eine Haftung des Verfassers bzw. des Verlages und seiner Beauftragten für Personen-, Sach- oder Vermögensschäden ausgeschlossen.

Bildnachweis
Umschlagfoto: Gettyimages/Iconica/Tom Grill
Fotos: Almased Wellness Gmbh, Bienenbüttel S. 31; ComBox/Photovault/Krutein S. 45/archivberlin/Bildagentur Geduldig S. 46; Dr. Georg Keller S. 43; FoodCollection S. 73, S. 74, S. 79, S. 80, S. 81, S. 82, S. 84, S. 86, S. 87, S. 88, S. 89, S. 90; ImageSource S. 30; Mauritius Images/age S. 4/Fergusson S. 12/Mitterer S. 13/age S. 16/Pöhlmann S. 28, S. 42/Rosenfeld S. 35/Photononstop S. 51/Foodpix S. 70, S. 76, S. 91; PicturePress/H. Banderob S. 36; Schapowalow S. 52, S. 63; Brigitte Sporrer S. 77; StockFood/Antje Plewinski S. 2 u. S. 3, S. 60/Molly Hunter S. 75; Zefa/LWA/Sharie/Kennedy S. 55/creasource S. 58/Anna Peisl S. 66/R. Kaufmann S. 68.

Bibliografische Information Der Deutschen Bibliothek
Die Deutsche Bibliothek verzeichnet diese Publikation in der Deutschen Nationalbibliografie; detaillierte bibliografische Daten sind im Internet über http://dnb.ddb.de abrufbar.

Projektleitung: Franz Leipold
Redaktion: Dr. Marion Onodi, Planegg
Herstellung: Veronika Preisler
Bildredaktion: Sylvie Busche (Ltg.), Margit Schulzke
Umschlagkonzeption: ZERO Werbeagentur, München
Satz und DTP: Gaby Herbrecht, Mindelheim
Reproduktion: Repro Ludwig, Zell am See
Druck und Bindung: Offizin Andersen Nexö, Leipzig

Printed in Germany

ISBN-13 978-3-426-64243-6

5 4